呼吸器
spica
冬季増刊

最強版

急性呼吸不全の フィジカル アセスメント

疾患別 アセスメント チェックシート付き (ダウンロード)

監修 尾野敏明
東海大学看護師キャリア支援センター認定看護師教育課程 集中ケア学科 主任教員

ARDS、肺血栓塞栓症、自然気胸、COVID-19……
必ず押さえたい**疾患の病態&ケア**がビジュアルでよーくわかる！

MC メディカ出版

巻頭言

　急性呼吸不全の原因疾患は多岐にわたり、それぞれ異なるアセスメントとケアのアプローチを必要とします。アセスメントにおいては、フィジカルアセスメントを基軸とした病態把握と、それに基づいたケア介入の分析が重要です。すなわち実践した、あるいは実践しようとしているケアは、本当に今の患者状態において最善な方法で最適なタイミングなのかという検討が必要になります。それこそが、アセスメントを行う意義ではないかと思います。

　当然、アセスメントを行うにあたっては、holistic（全人的）に患者をとらえるとともに、病態生理学的な分析も必要になってくるでしょう。そして、このような思考過程をたどり、今の患者にとってベストと思われるケアを選択していくことこそが、呼吸器ケアの質向上に通ずるものだと考えます。

　本書は、急性呼吸不全の原因疾患ごとに詳しく取り上げ、アセスメントにおける思考プロセスに焦点を当てています。まず原因疾患の病態を理解し、具体的な症例ベースでアセスメントを展開し、ケアの根拠、実践、評価……という流れで構成しています。さらに、ポイントを押さえてアセスメントの視点を確認できるように、疾患ごとの「アセスメントチェックシート」も付いています。

　執筆者は、第一線での人工呼吸ケアに精通した、私が信頼している当センターの集中ケア認定看護師教育課程の卒業生たちです。集中ケア認定看護師として、幅広く活動している熱意あふれる方々にお願いしました。

　本書が急性呼吸不全のケアに関心を持つ、呼吸器ケアに携わる皆さまに、広くご活用いただけると幸いです。

2023年10月

尾野敏明
東海大学看護師キャリア支援センター認定看護師教育課程 集中ケア学科 主任教員

最強版 急性呼吸不全の フィジカルアセスメント

みんなの呼吸器 Respica® 2023年冬季増刊
「みんなの呼吸器Respica」は株式会社メディカ出版の登録商標です。

監修／尾野 敏明

contents

- ●巻頭言 ——— 3
- ●本書の構成と使いかた ——— 6
- ●監修・執筆者一覧 ——— 5
- ●資料ダウンロード方法 ——— 14

Part.❶ 一歩進んだフィジカルアセスメントのために

【総論】急性呼吸不全患者のフィジカルアセスメント：考え方と注意点 ——— 8

Part.❷ ビジュアルでわかる急性呼吸不全

① 呼吸不全の背景：低酸素血症（hypoxemia）とは ——— 16
② 急性呼吸不全とは ——— 24

Part.❸ 急性呼吸不全患者のフィジカルアセスメント & ケアの実際

① ARDSの病態 ——— 34
② ARDSのアセスメント＆ケア ——— 41
③ 肺血栓塞栓症の病態 ——— 53
④ 肺血栓塞栓症のアセスメント＆ケア ——— 58
⑤ 自然気胸の病態 ——— 65
⑥ 自然気胸のアセスメント＆ケア ——— 72
⑦ 間質性肺炎の病態 ——— 79
⑧ 間質性肺炎のアセスメント＆ケア ——— 88
⑨ 敗血症の病態 ——— 96
⑩ 敗血症のアセスメント＆ケア ——— 102
⑪ COVID-19の病態 ——— 112
⑫ COVID-19のアセスメント＆ケア ——— 119
⑬ COPD（急性増悪）の病態 ——— 127
⑭ COPD（急性増悪）のアセスメント＆ケア ——— 133
⑮ 気管支喘息（急性増悪）の病態 ——— 140
⑯ 気管支喘息（急性増悪）のアセスメント＆ケア ——— 148
⑰ 心不全の病態 ——— 154
⑱ 心不全のアセスメント＆ケア ——— 160

- ●索引 ——— 167

監修・執筆者一覧

 監修

尾野 敏明（おの・としあき）
東海大学看護師キャリア支援センター認定看護師教育課程 集中ケア学科 主任教員

 執筆

Part.❶ 【総論】**村本幸恵**（むらもと・ゆきえ）独立行政法人 国立病院機構 金沢医療センター
／集中ケア認定看護師

Part.❷ ① **安保拓洋**（あぼ・たくよう）　一般財団法人 厚生会仙台厚生病院 集中治療センター／
集中ケア認定看護師

② **石川龍一**（いしかわ・りゅういち）地方独立行政法人 徳島県鳴門病院／集中ケア認定看護師

Part.❸ ① **水向則樹**（みずむかい・のりき）JA 岐阜厚生連 中濃厚生病院／集中ケア認定看護師

② **加藤美樹**（かとう・みき）　豊橋市民病院／集中ケア認定看護師

③ **石原紗彩**（いしはら・さあや）東海大学医学部付属病院／集中ケア認定看護師

④ **土佐谷 忍**（とさや・しのぶ）順天堂大学医学部附属静岡病院／集中ケア認定看護師

⑤ **佐藤綾華**（さとう・あやか）社会医療法人明和会 中通総合病院／集中ケア認定看護師

⑥ **加藤あゆみ**（かとう・あゆみ）愛媛県立新居浜病院／集中ケア認定看護師

⑦ **八倉巻考司**（やぐらまき・たかし）黒部市民病院／集中ケア認定看護師

⑧ **中山真代**（なかやま・まよ）医療法人徳洲会 湘南鎌倉総合病院／集中ケア認定看護師

⑨ **三輪哲也**（みわ・てつや）富山県厚生農業協同組合連合会 高岡病院／集中ケア認定看護師

⑩ **北逵孝和**（きたつじ・たかかず）神戸大学医学部附属病院／集中ケア認定看護師

⑪ **勝亦博基**（かつまた・ひろき）聖マリアンナ医科大学病院／集中ケア認定看護師

⑫ **齊藤奈穂**（さいとう・なほ）聖マリアンナ医科大学病院／集中ケア認定看護師

⑬ **佐々木 愛**（ささき・めぐみ）独立行政法人 労働者健康安全機構 浜松ろうさい病院／
集中ケア認定看護師

⑭ **山野尚子**（やまの・しょうこ）医療法人社団誠高会 おおたかの森病院／集中ケア認定看護師

⑮ **小田浩子**（おだ・ひろこ）JA 広島総合病院／集中ケア認定看護師

⑯ **佐々木 彩**（ささき・あや）藤沢市民病院／集中ケア認定看護師

⑰ **松元友依**（まつもと・ゆい）心臓病センター榊原病院／集中ケア認定看護師

⑱ **中野秀作**（なかの・しゅうさく）医療法人社団栄悠会 綾瀬循環器病院／集中ケア認定看護師

本書の構成と使いかた

Part.❶ Part.❷ Part.❸

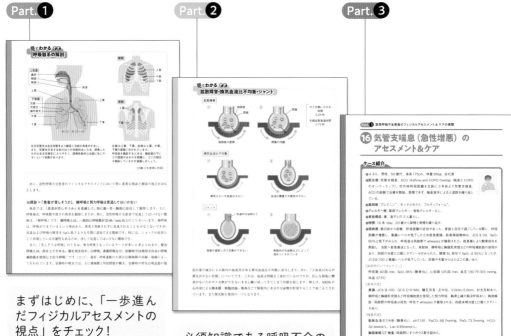

まずはじめに、「一歩進んだフィジカルアセスメントの視点」をチェック!

必須知識である呼吸不全の背景をビジュアルでわかりやすく解説!

"病態"を押さえた上で"アセスメント&ケア"が学べる!

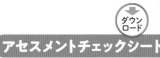

アセスメントチェックシート

Part.3にはアセスメントチェックシート付き!
DLして予習&復習に活用するもよし、後輩への指導に活用するもよしの超便利シート。

➡資料ダウンロード方法はp.14へ!

気管支喘息アセスメントチェックシート

気管支喘息[1]	●気道の慢性炎症を本態とし、変動性を持った気道狭窄による喘鳴、呼吸困難、胸苦しさや咳などの臨床症状で特徴付けられる疾患。
喘息診断の目安[1]	□ 1. 発作的の呼吸困難、喘鳴、胸苦しさ、咳（夜間、早朝に出現しやすい）の反復 　□ 4. 気道炎症の存在　□ 5. アトピー素因　□ 6. 他疾患の除外 □ 2. 変動性・可逆性の気流制限 □ 3. 気道過敏性の亢進 ●上記の1、2、3、6が重要です。 ●4が好酸球性の場合は診断価値が高い。 ●5の存在は喘息の診断を支持します。
身体所見	□ 喘鳴　□ 咳嗽　□ 呼吸困難　□ 胸苦しさ □ 呼吸補助筋を使用した努力呼吸
聴診所見	□ 笛声音（wheezes） →呼気性喘鳴が特徴的ですが、気道狭窄の程度によっては吸気時にも聴取されます。安静換気で喘鳴や呼気延長が明らかでなくても、強制呼出させると顕著化することがあります。 □ 類鼾音（rhonchi） □ 呼吸音減弱（silent chest）
リスク因子	●個体要因 □ 家族歴および遺伝的要因　□ 性差　□ アレルギー素因 □ 早産・低出生体重児　□ 肥満　□ 気道過敏性 ●環境要因 □ アレルゲン曝露　□ 呼吸器感染症　□ 喫煙 □ 大気汚染（室外、室内）　□ 鼻炎　□ 食物
	●個体要因 □ 過去の病歴　□ 現在のコントロール状態 □ 治療薬の不適切な使用、アドヒアランス不良 □ 併存症：鼻炎・副鼻腔炎、食物アレルギー、肥満、月経、妊娠、精神的・社会経済的問題、閉塞性睡眠時無呼吸症候群、胃食道逆流症、COPD

Part.❸ 16 気管支喘息（急性増悪）のアセスメント&ケア

Part. 1

一歩進んだ
フィジカルアセスメントのために

総論 急性呼吸不全患者の フィジカルアセスメント：考え方と注意点

＼ これだけ❕サマリー ／

➡ モニター上に表示される数値だけではなく、患者を診て、触れて、聴いて観察することが大切。

➡ フィジカルアセスメントによって、現在の患者に必要なケアの根拠を明らかにし、ケアの実践と評価につなげる。

フィジカルアセスメントとは

　フィジカルアセスメントとは、問診やフィジカルイグザミネーション（視診、触診、打診、聴診）を用いて身体機能を評価することをいいます。

呼吸不全とは

　呼吸不全とは、血液中のガス（O_2とCO_2）分圧が異常を示し、生体が正常な機能を営めない状態です。動脈血液ガス分析でPaO_2が60mmHg（低酸素血症）示すときに呼吸不全と判断されます。呼吸不全のうち、数時間〜1カ月未満で経過するもの（状態が時間単位で変化するもの）を急性呼吸不全といいます。さらに、$PaCO_2$が45mmHg以下のものをⅠ型呼吸不全、$PaCO_2$が45mmHgを超えるものはⅡ型呼吸不全に分類されています[1]。

●SpO_2 90％以下が呼吸不全の目安。患者を診て・触れて・聴いて観察することが大切

　ICUなどでは動脈圧ラインが挿入されていることも多いですが、動脈血ガス分析の値をみるには、大抵のケースで動脈穿刺を行う必要があります。一方で、パルスオキシメーターを使用した経皮的酸素飽和度（SpO_2）は、プローブを装着することで非侵襲的かつ簡便に血中の酸素飽和度をモニタリングすることができるため、酸素化の評価に有用とされており、臨床現場ではよく活用されています。

　酸素解離曲線（図1）[2]をみると、酸素飽和度（SO_2）と酸素分圧（PaO_2）は相関関係にあり、SpO_2 90％以上であれば、PaO_2が60mmHg以上であると考えることができます。そのため、SpO_2 90％以下が呼吸不全の目安となります。

　パルスオキシメーターを使用して非侵襲的に測定できるSpO_2ですが、いくつか注意点もあります。まずは、SpO_2は100％までしか測定できないということです。図1[2]の酸素解離曲線を見てわかるとおり、SpO_2の上限は100％ですので、SpO_2 100％であっても、PaO_2が急激に上昇／低下して

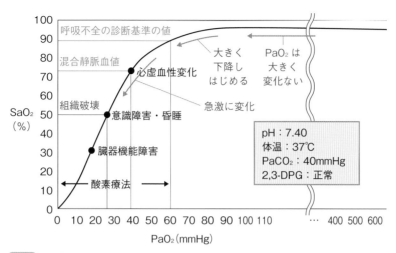

図1 **酸素解離曲線**（文献 2 より転載）

いる可能性があります。言い換えると、SpO_2 が低下してからでは遅いかもしれないということです。さらに、前述したⅡ型呼吸不全とは、$PaCO_2$ が 45mmHg を超える＝高二酸化炭素血症の状態ですので、換気の評価が欠かせませんが、SpO_2 の値のみでは換気の評価は困難です。つまり、モニター上に表示される数値だけではなく、医療者の五感を使って、診て・触れて・聴いて患者を観察することが大切なのです。

フィジカルアセスメントの基本

患者と接した最初の数秒間で、「あれ、何かおかしい！」「何か今日は顔色が悪い」「呼吸が苦しそう」……そんな印象を感じた経験はありませんか。もしかすると、医療現場にいる皆さんにとって、普段から自然に獲得できているワザかもしれせんが、パルスオキシメーターや血圧計などの道具を用いる以前の印象で、医療者の五感を用いて「生命が危機的状況にあるか」を瞬時に評価することから、フィジカルアセスメントが始まります。

ここで一度、フィジカルアセスメントの基本技術から振り返ってみましょう。基本的には、侵襲の少ないものから行うため、問診→視診→触診→打診→聴診の順に行います。腹部は、触診や打診により、腸蠕動音に影響を及ぼすと、痛みを誘発する可能性があるため、問診→視診→聴診→打診→触診に変更して行います。順序立てて、患者の負担を最小限とできるように実施しましょう。

急性呼吸不全患者のフィジカルアセスメントには、気管・肺のどの部位を観察しているのかを把握するために、呼吸器系の解剖を理解しておくことが実はとても大切です（見てわかる：呼吸器系の解剖）[3]。

時には、患者の全身をもれなく診察することも必要ですが、患者の変化や異常、その変化や異常をきたす原因は何かをアセスメントし、患者にとって必要なケアを考えながら焦点を当ててフィジカルアセスメントを進めるとよいと考えます。

見てわかる 👀 呼吸器系の解剖

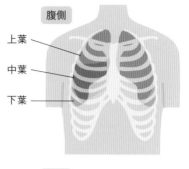
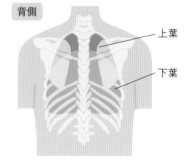

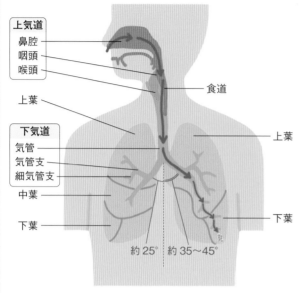

上気道
- 鼻腔
- 咽頭
- 喉頭

食道

上葉

下気道
- 気管
- 気管支
- 細気管支

中葉

下葉

上葉

下葉

約25°　約35〜45°

左主気管支は右主気管支より細長く分岐の角度が大きい。
また、気管支の太さは右のほうが比較的太いため、誤嚥したものは右主気管支に入りやすく、誤嚥性肺炎は右肺に生じやすいという特徴があります。

腹側

上葉

中葉

下葉

背側

上葉

下葉

左肺は上葉、下葉、右肺は上葉、中葉、下葉の部屋に分かれています。
呼吸音を聴診するときは、聴診器の下にどの部屋があるかを把握し、どこの部位を聴診しているかを意識しましょう。

（文献3を参考に作成）

次に、急性呼吸不全患者のフィジカルアセスメントにおいて特に重要な視診と聴診の視点をお伝えします。

●視診＝「患者が苦しそうか」。頻呼吸と努力呼吸は見逃してはいけない

視診では、「患者が苦しそうか」を意識して、特に顔・首・胸部に注目して観察します。主に、呼吸様式、呼吸数や深さの異常を観察しますが、特に、急性呼吸不全患者で見逃してはいけない徴候は、「頻呼吸」です。頻呼吸とは、一般的に呼吸数が25回／min以上のことをいいます。頻呼吸は、呼吸ができているという理由から、異常と判断されずに見逃されることも少なくないですが、気道および呼吸の障害をSpO₂低下よりも早期に認知できる徴候です。時には、ショックの症状として出現している可能性もあるため、決して見逃してはいけない徴候です。

また、「苦しそうな呼吸」のときは、努力呼吸となっているケースが多いと考えられます。努力呼吸とは、肩を上下させる、顎を突き出す、口呼吸、鼻翼呼吸など、安静時では使用されない呼吸補助筋を使用して行う呼吸[4]です（図2）[5]。通常、呼吸運動の大部分は横隔膜の収縮・弛緩によって行われています。安静時の吸気では、主に横隔膜と外肋間筋が働き、安静時の呼気は吸息筋の弛

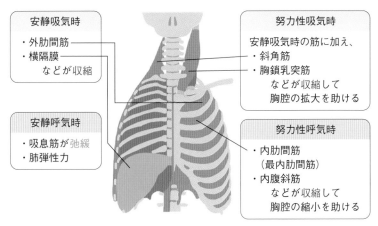

安静吸気時
・外肋間筋
・横隔膜
　などが収縮

努力性吸気時
安静吸気時の筋に加え、
・斜角筋
・胸鎖乳突筋
　などが収縮して
　胸腔の拡大を助ける

安静呼気時
・吸息筋が弛緩
・肺弾性力

努力性呼気時
・内肋間筋
　（最内肋間筋）
・内腹斜筋
　などが収縮して
　胸腔の縮小を助ける

図2 **呼吸筋**（文献5より転載）

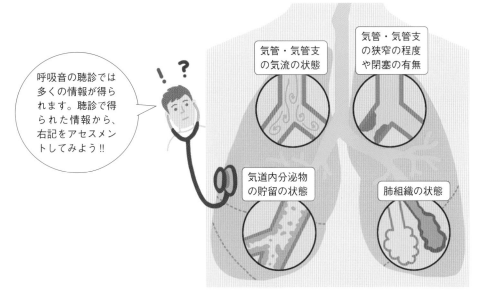

呼吸音の聴診では多くの情報が得られます。聴診で得られた情報から、右記をアセスメントしてみよう!!

気管・気管支の気流の状態

気管・気管支の狭窄の程度や閉塞の有無

気道内分泌物の貯留の状態

肺組織の状態

図3 **呼吸音のアセスメント項目**（文献6を参考に作成）

緩と肺弾性力による受動的な働きで生じています[6]。しかし、急性呼吸不全などによって、通常より呼吸に努力が必要な状態となったときは、呼吸補助筋（斜角筋、胸鎖乳突筋、僧帽筋、腹壁筋（内腹斜筋）など）も働きます。努力呼吸となっているときは、酸素化や換気の維持のために通常以上に呼吸に努力が必要な状態だと判断します。

●呼吸音の聴診

　呼吸音の聴診では、得られる情報が多く、聴診した呼吸音が本来そこで聞こえるべき音であるか、副雑音の場合はどの場所でどんな音が聴こえるか、吸気・呼気がどのようなタイミングで聴こえるかを確認することが重要です（図3）[6]。

　特に、副雑音が発生する機序を知っておくと、副雑音を聴取したときに、考えられる病態や原因

見てわかる 👀 副雑音

	低調性連続性副雑音 （いびき音・類鼾音）	高調性連続性副雑音 （笛音・笛声音）	細かい断続性副雑音 （捻髪音）	粗い断続性副雑音 （水泡音）
タイミング	吸気　呼気 	吸気　呼気 	吸気　呼気 	吸気　呼気
機序	太い気道の狭窄 ヒュー ヒュー	細い気道の狭窄 ポー ポー	●肺間質の肥厚により閉じやすく開きにくい（コンプライアンスが低下した）肺胞が開く。 ●吸気時に胸腔内圧の陰圧が強くなり、正常な肺胞が開いた後で、一気に障害された肺胞が開く。 間質性肺炎　など 肺胞が開きにくい 吸気 肺胞が遅れて開く バリ バリ	気道内に液体膜様物があり、呼吸に伴って破裂する。 液体膜様物の破裂 パチ パチ 分泌物
主な疾患・原因	・気管支喘息 ・COPD ・分泌物の貯留、炎症による気道狭窄 ・腫瘍による気道狭窄 　　　　　　など	・気管支喘息 ・COPD ・うっ血性心不全 ・分泌物の貯留、炎症による気道狭窄 ・腫瘍による気道狭窄 　　　　　　など	・過敏性肺炎 ・肺線維症 ・じん肺 ・膠原病肺 ・放射線肺　など	・肺水腫 ・ARDS ・肺炎 ・びまん性汎細気管支炎 ・気管支拡張症 ・慢性気管支炎　など

（文献 7、8 を参考に作成）

を想定することができ、現在の患者にとって必要なケアの根拠を導く有効な情報となり得ます（見てわかる：副雑音）[7, 8]。

　たとえば、聴診で得られた情報から、痰の貯留部位を想定して、患者に合った体位ドレナージを行い、気管吸引するととても効果的です。さらに、ケア前からケア後を通して聴診を行うことで、患者の変化をとらえ、評価することができます。このように、患者を診て・触れて・聴いてフィジカルアセスメントを行うことによって、患者の異常や変化に気がつくこと、現在の患者にとって必

要なケアの根拠を明らかにして、ケアを実践することが大切です。さらに、ケア実践による評価も私たちには求められています。

● 呼吸音の聴診には背部からの聴診が欠かせない

呼吸音の聴診は前胸部からの聴診のみで満足していませんか？ 呼吸音の聴診には背部からの聴診が欠かせません。胸水や分泌物、誤嚥したものは、重力によって下葉に溜まるため、胸水貯留や誤嚥性肺炎は下葉に多く認められます。しかし、図2（p.11）を見てわかるように、トラブルが生じやすい下葉は、背側にしか面していません。そのため、呼吸音の聴診は、下葉の音が聴取できる背部からの聴診が必要です。さらに仰臥位では、下葉が上葉に押しつぶされてしまい、特に左側では心臓からの圧力もかかります。だからこそ、仰臥位で過ごす時間が長い臥床患者であれば、体動による分泌物の移動も少なく、背側の換気が悪い状態となるため、より一層、背部からの聴診が重要です。

引用・参考文献

1） 巽浩一郎. "呼吸不全". 病気がみえる vol.4 呼吸器. 第3版. 医療情報科学研究所編. 東京, メディックメディア, 2018, 88.
2） 五十嵐佳奈. "動脈血液ガス分析". カラービジュアルで見てわかる！はじめての救急看護. 佐藤憲明編. 大阪, メディカ出版, 2018, 35.
3） 山内豊明. "胸壁と肺との関係を捉える". フィジカルアセスメントガイドブック：目と手と耳でここまでわかる. 東京, 医学書院, 2011, 第2版, 81-2.
4） 一般社団法人日本救急看護学会. "努力呼吸と疾患". 救急初療看護に活かすフィジカルアセスメント. 一般社団法人 日本救急看護学会『フィジカルアセスメント』編集委員会. 東京, へるす出版, 2018, 58.
5） 巽浩一郎. "呼吸筋". 前掲書1, 13.
6） 長尾大志. "呼吸音のアセスメント". 看護がみえる vol.3 フィジカルアセスメント. 第1版. 医療情報科学研究所編, 東京, メディックメディア, 2019, 127.
7） 前掲書6, 長尾大志. "連続性副雑音". 131-2.
8） 前掲書1, 田邉信宏. "連続性ラ音", "断続性ラ音". 50-1.

村本幸恵

資料ダウンロード方法

本書の資料は、WEBページからダウンロードすることができます。以下の手順でアクセスしてください。

■メディカID（旧メディカパスポート）未登録の場合

メディカ出版コンテンツサービスサイト「ログイン」ページにアクセスし、「初めての方」から会員登録（無料）を行った後、下記の手順にお進みください。

https://database.medica.co.jp/login/

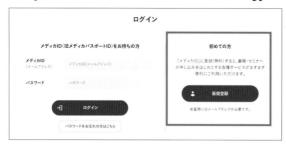

■メディカID（旧メディカパスポート）ご登録済の場合

①メディカ出版コンテンツサービスサイト「マイページ」にアクセスし、メディカIDでログイン後、下記のロック解除キーを入力し「送信」ボタンを押してください。

https://database.medica.co.jp/mypage/

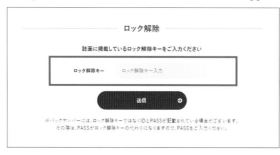

②送信すると、「ロックが解除されました」と表示が出ます。「ファイル」ボタンを押して、一覧表示へ移動してください。

③ダウンロードしたい資料のサムネイルを押すと「ダウンロード」ボタンが表示され、資料のダウンロードが可能になります。

ロック解除キー　u7FtFeYq4S

ビジュアルでわかる急性呼吸不全

❶ 呼吸不全の背景： 低酸素血症（hypoxemia）とは

＼これだけ⚡サマリー／

➡ 低酸素血症（hypoxemia）の要因には、主に肺胞低換気・換気血流比不均衡・拡散障害・シャント・吸入気酸素分圧の低下があります。

➡ 低酸素血症の要因を知る上で、通常のガス交換のメカニズムを理解することが重要です。

➡ 低酸素血症の要因に応じて、ケアの方向性を検討しましょう。

呼吸不全とは

低酸素血症について説明する前に、呼吸不全について簡単に概説します。

呼吸不全とは、室内空気吸入下で動脈血酸素分圧（PaO_2）が、60mmHg 以下となった状態です。PaO_2 が 60mmHg 以下ですから、酸素解離曲線からもわかるとおり SpO_2 も低下します（Part. 1- 総論：図1〔p.9〕参照）。

加えて、動脈血二酸化炭素分圧（$PaCO_2$）の値によってⅠ型・Ⅱ型呼吸不全に分類されます。Ⅰ型呼吸不全は $PaCO_2$ が 45mmHg 以下とされ、拡散障害や換気血流比不均衡、シャントが主な原因となります。また、肺胞気-動脈血酸素分圧較差（$A\text{-}aDO_2$）は開大します。Ⅱ型呼吸不全は $PaCO_2$ が 45mmHg を超えるものであり、高二酸化炭素血症を伴う呼吸不全です。主に肺胞低換気が原因となります。

また、呼吸不全は急性呼吸不全と慢性呼吸不全に分類できます。1カ月以上続くものを慢性呼吸不全といいます。呼吸不全とは、何らかの原因によって呼吸機能障害が起こり、血液ガスに異常値が認められる状態といえるでしょう。

低酸素血症

低酸素血症の病態生理学的機序として、①肺胞低換気、②拡散障害、③換気血流比不均衡、④シャント、⑤吸入気酸素分圧の低下の5つが挙げられます。

詳しくは後述しますが、これらの病態生理学的機序を知る上で通常のガス交換のメカニズムを理解する必要がありますので解説します。

● 低酸素血症（hypoxemia）と低酸素症（hypoxia）

　低酸素血症（hypoxemia）は、"血の低酸素状態"であり、動脈血酸素分圧の低下を指します。一方、低酸素症（hypoxia）は、"組織の低酸素状態"といえます[1]。

　低酸素血症によって低酸素症となりますが、低酸素症はさまざまな原因によって起こります。原因として低酸素血症、組織への酸素供給の低下（心拍出量の低下・貧血など）、組織での酸素利用障害（敗血症など）、異常ヘモグロビン（一酸化炭素中毒など）があります。低酸素血症と低酸素症は、よく混同して使用されているように思います。しっかり区別することが大切です。

■ ガス交換のメカニズム

　通常、人は絶え間なく呼吸をしています。呼吸により酸素を取り込み、二酸化炭素を吐き出していますが、一般に空気中の気体のほとんどが酸素と窒素です。酸素は約21%、窒素が約78%を占め二酸化炭素はごくわずかの0.03%です。吸気により肺胞内に空気が送り込まれると、肺胞を取り巻く毛細血管との間で拡散（ガスの圧が高い方から低い方へ移動するしくみ）によってガス交換が行われます。それではガス交換のメカニズムを見ていきましょう。

　呼吸中枢は橋下部・延髄腹側にあり、ここから指令が送られ横隔膜や呼吸筋が刺激を受けて吸気を開始します。横隔膜や呼吸筋の収縮によって胸腔内が陰圧となり、大気中の空気を引き込みます。その後、収縮した横隔膜や呼吸筋は弛緩し呼気となります（ヘーリング・ブロイエル反射）。この空気（ガス）が体内に引き込まれるとどうなるか、酸素瀑布（図1）を用いて説明します。大気圧は、海抜0mで1気圧760mmHgです。空気中の酸素分圧を考えると、760 × 0.21 = 160mmHgとなります。これが1気圧に含まれる酸素分圧になります。次に気道内に送り込まれた酸素分圧を吸入気酸素分圧（P_IO_2）と言います。吸気によりガスが気道内に送り込まれると徐々に加湿され、水蒸気に満たされるため水蒸気圧を引くことで求めることができます。水蒸気圧は、37℃で飽和状態

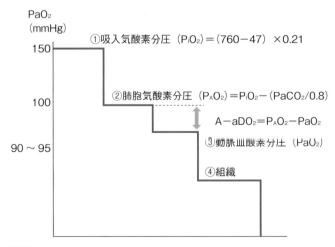

図1　酸素瀑布（カスケード）

PaO_2
(mmHg)

①吸入気酸素分圧（P_IO_2）＝（760－47）×0.21

150

100

②肺胞気酸素分圧（P_AO_2）＝P_IO_2－（$PaCO_2$/0.8）

A－aDO_2＝P_AO_2－PaO_2

③動脈血酸素分圧（PaO_2）

90～95

④組織

であれば47mmHgとなり、これを、先ほどの式で考えると、$P_IO_2 = (760 - 47) \times 0.21$ となります。計算すると150mmHgとなります。吸入したガスが肺胞内に到達すると肺胞気酸素分圧（P_AO_2）となり、これを計算するための式は下記です。

$$P_AO_2 = P_IO_2 - (PaCO_2/0.8)$$

　0.8は呼吸商です。この式に数値を代入し計算すると、$150 - (40/0.8) = 100$mmHgとなります。ここから拡散によって血液に溶け込むと、PaO_2は90〜95mmHgです。

　また、拡散がうまく行えているかを知る指標が、肺胞気-動脈血酸素分圧較差（$A\text{-}aDO_2$）です。これは、肺胞内の酸素分圧と動脈血の酸素分圧の差のことを指し、酸素化の指標となります。健常者でも多少の換気と血流の不均等が存在するため、$A\text{-}aDO_2$は0mmHgになりません。室内空気吸入時で10mmHg以下、F_IO_2 1.0の場合は200mmHg以下が基準範囲となります。下記の式で計算することができます。

$$A\text{-}aDO_2 = P_AO_2 - PaO_2 \qquad ※ P_AO_2 = P_IO_2 - (PaCO_2/0.8)$$

$A\text{-}aDO_2$の開大を認める場合は、Ⅰ型呼吸不全、開大を認めない場合はⅡ型呼吸不全と判断できます。

　次に、拡散について説明します。拡散量は肺胞壁・間質・毛細血管壁からなる0.2〜0.3μmの薄い膜と、肺胞気と血液間のガス分圧較差によって決定され、拡散にかかる時間は約0.25秒といわれています。さらに、肺胞を取り巻く毛細血管の血流が肺胞を通り過ぎる時間（毛細血管通過時間）が約0.75秒といわれており、この若干の猶予が運動時などの心拍数増加に伴う血流速度上昇の際にぎりぎり拡散を完了させることができるしくみとなっています。血液内に拡散した酸素はヘモグロビンと結合し、全身に酸素を供給します。一方、二酸化炭素の拡散能は酸素の約20倍ともいわれ、二酸化炭素が体内に貯留しにくくなっていることがわかります。

　ガス交換のメカニズムについて概説しましたが、低酸素血症の要因はこのガス交換のメカニズムのどこに障害が生じたかを考えていくことが大切です。

呼吸不全のメカニズム

●肺胞低換気

　一つ目に肺胞低換気について解説します（見てわかる：肺胞低換気の原因）。肺胞低換気は、何らかの原因により吸気・呼気が不十分な状態となり一回換気量の減少や呼吸数の低下により起こります。換気が不十分となると、肺胞内に酸素を取り込むことが出来ないため低酸素血症となります。また呼出が不十分であるため徐々に肺胞内が二酸化炭素に埋め尽くされ、$PaCO_2$が上昇します。分時換気量が維持されている状態でも、呼吸が浅い場合は一回換気量が減少するため、肺胞低換気の状態となります。

　主な原因として、①呼吸中枢の障害、②呼吸筋が動かなくなる状態の二つに分けられます。①呼吸中枢の障害として、中枢神経障害や鎮静薬・モルヒネといった麻薬などの薬剤による呼吸中枢の

見てわかる 👀 肺胞低換気の原因

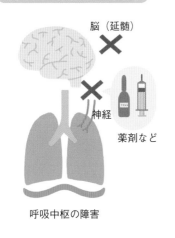

脳（延髄）

神経

薬剤など

呼吸中枢の障害

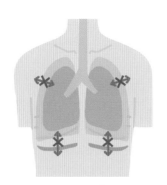

呼吸筋の萎縮
胸部異常

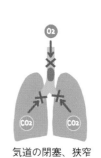

気道の閉塞、狭窄

抑制、CO_2 ナルコーシスなどがあります。②呼吸筋が動かなくなる状態として、神経筋疾患（重症筋無力症など）や、るい痩による呼吸筋の萎縮、胸郭異常などがあります。

　また、重度の閉塞性換気障害や中枢気道の閉塞・狭窄も呼出が妨げられるため肺胞低換気となります。

● 拡散障害

　拡散障害は主に、肺胞壁・間質・毛細血管壁に異常があった際に拡散能が低下することで起こりますから、原因として間質性肺炎や肺気腫による間質の肥厚や、心不全による間質の浮腫、貧血でも拡散障害が起こります。また、拡散障害には血液の毛細血管通過時間も関与しています。血液の毛細血管通過時間は約 0.75 秒といわれています。その通過時間のうち、約 0.25 秒で動脈血酸素分圧と肺胞気酸素分圧は等しくなります。約 3 分の 1 程度の時間で酸素分圧が等しくなるのですが、拡散障害は拡散そのものに時間がかかりますから、拡散障害があると、運動時に SpO_2 の低下もしばしば見受けられます。一時的に酸素投与量を増量することで、ある程度改善します。

● 換気血流比不均衡

　換気血流比不均衡とは、換気されている肺胞と血流の分布がミスマッチした状態といえます。健常者でも、座位や立位であれば肺尖部に換気が多くなりますが、一方で血流は重力の関係上肺底部に多く分布することは想像がつくと思います。健常者では特に問題ないのですが、この換気血流比不均衡が極端に大きくなることで、低酸素血症を呈します。原因として「①換気はあるが血流が少ない状態」、「②血流はあるが換気が少ない状態」に分けることができます。

　まず一つ目の「①換気はあるが血流が少ない状態」とは、要因として肺血流が途絶えるような肺血栓塞栓症や、肺気腫による肺胞の毛細血管が破壊された状態を指します。また、心不全での一回

Part. ❷

❶ 呼吸不全の背景：低酸素血症（hypoxemia）とは

拡散障害

①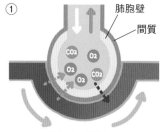

肺胞壁の肥厚

②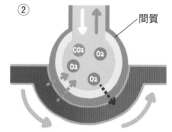

肺胞壁
間質
間質

| ガス交換にかかる |
| 時間 |
| 0.25 秒 |
| 毛細血管通過時間 |
| 0.75 秒 |

間質の浮腫

換気血流比不均衡

①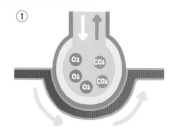

換気はよいが血流は少ない

②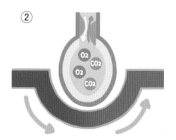

血流は豊富だが換気が少ない

シャント

①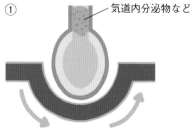

気道内分泌物など

肺胞が虚脱しガス交換ができない

②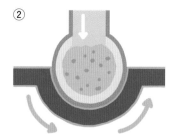

肺胞内が分泌物などによって
埋めつくされている

拍出量の減少による肺内の血流再分布も換気血流比不均衡に該当します。次に、「②血流はあるが換気が少ない状態」についてです。これは、血流は問題なく流れているのですが、肝心な肺胞に酸素がないためガス交換ができないまま心臓に帰ってきてしまう状態を指します。例えば、ARDS や心不全による肺水腫・肺胞出血・肺炎などで肺胞内に水分や分泌物が貯留することで起こるとされています。また無気肺も要因の一つとなります。

> ● **正常な換気血流比**
>
> 　正常な肺において、換気血流比は約 0.8〜1 だといわれています。これは、一般的な成人の分時換気量はおおよそ 4 L/min だとされ、血流量は約 5L/min となるためです。4：5 ＝ 0.8 となります。健常者でも肺全体の換気血流比は一定ではありません。
>
> 　換気血流比不均衡による低酸素血症は、体位変換によって換気の良い肺胞に血流を増やすことや、PEEP による肺胞の開存によって換気血流比が是正され、低酸素血症の改善が得られる場合があります。

●シャント

　シャントとは、「短絡」を意味します。「短絡」と言われてもいまひとつ低酸素血症と結びつかないように思いますが、これは気道や肺胞が分泌物などによって閉塞し肺胞が虚脱した状態、または肺胞内に水分が貯留した状態によってガス交換できないまま血液（静脈血化）が左心系に流入してしまうことをいいます。シャント率が 30％以上になると、酸素の吸入を行っても PaO_2 は改善しません[2]。心不全や ARDS、無気肺などが原因として考えられます。

　また肺動脈奇形や先天性心疾患などの右左シャントは解剖学的シャントといわれ、これらも低酸素血症となります。

> ● **低酸素性肺血管攣縮（HPV）**
>
> 　低酸素性肺血管攣縮（HPV）という言葉を聞いたことがありますか？ 臨床で呼吸不全の患者に血管拡張薬（ニカルジピンなど）を使用した際に、急激な SpO_2 の低下を経験したことがあると思います。一時的に酸素投与量を増やしても SpO_2 の上昇を認めないことが多いと思いますが、この現象には低酸素性肺血管攣縮（HPV）が関与しています。HPV は、肺水腫や無気肺によって含気の少ない肺胞に対して毛細血管を収縮することで、含気のある肺胞により多くの血液を送るための機構です。含気のある肺胞に血液を多く分布させることで、効率よくガス交換を行うことが可能となります。しかし、このような機構に対して血管拡張薬を投与することによって、含気の無い肺胞の毛細血管も拡張してしまいます。
>
> 　このことから含気のない肺胞に血流が増加するため、結果的にシャント血流（静脈血化）が増加し SpO_2 が低下します。このような状態に対して陽圧換気（PEEP）が有効であることが多く、含気のない肺胞に対して陽圧をかけることにより、含気が可能な状態とする手段となります。また、NO 吸入療法も HPV の改善には有効だといわれています。

●吸入気酸素分圧の低下

　吸入気酸素分圧の低下も低酸素血症の要因となります。ガス交換のメカニズムで述べたように、海抜 0 m で 1 気圧 760mmHg、酸素分圧は 160mmHg でした。しかし、エベレスト山頂のような高地なると大気圧（約 228mmHg）は低下します。大気圧は低下しますが、酸素と窒素の比率は変わらないため、結果 P_IO_2 が低下し低酸素血症となります。

表 低酸素血症の鑑別表

	肺胞低換気	拡散障害	換気血流比不均衡	シャント
代表的な疾患	・神経筋疾患 ・オピオイド過剰投与 ・COPD増悪	・間質性肺炎 ・心不全	・肺塞栓 ・肺気腫 ・心不全 ・ARDS ・肺炎	・ARDS ・心不全 ・無気肺 ・肺炎 ・肺動静脈奇形 ・心房中隔欠損など
呼吸不全の分類	II型	I型	I型	I型
$PaCO_2$ 増加の有無	上昇する	上昇しない	上昇しない	上昇しない
$A-aDO_2$ 開大の有無	開大しない	開大する	開大する	開大する
酸素投与の効果	効果あり	効果あり	効果あり	効果なし

例）エベレスト山頂

$$(228 - 47) \times 0.21 = 38mmHg$$

この吸入気酸素分圧の低下による低酸素血症が高山病の原因となります。

最後に、低酸素血症の要因と代表的な鑑別疾患を表にまとめますので、あわせてご参照ください。

おわりに

低酸素血症の要因を一つひとつ説明しましたが、臨床ではこれらが複合的に生じて低酸素血症となっていると思います。呼吸不全を呈する患者に対してどのようにアプローチするかを検討するためにも、低酸素血症の要因や通常のガス交換のメカニズムを理解することはとても大切です。また、SpO_2 や PaO_2、$PaCO_2$ などの数値だけではなく、患者の症状の聴取やフィジカルアセスメントを忘れてはいけません。得た情報を多職種で共有しケアの方向性を検討することが重要です。

引用・参考文献

1) 尾野敏明. "「ガス交換」のメカニズムは？". 人工呼吸ケア「なぜ・何」大百科. 道又元裕 編著. 東京, 照林社, 2005, 10-5.
2) 奥野麻里菜. 学び直し！人工呼吸管理 呼吸不全の種類とメカニズム. 重症集中ケア. 22（2）, 2023, 7-10.
3) 日本胸部外科学会／日本呼吸器学会／日本麻酔科学会. "呼吸不全の病態と管理". 第23回3学会合同呼吸療法認定士認定講習会テキスト. 3学会合同呼吸療法認定士認定委員会. 東京, 2018, 115-7.
4) 則末泰博. ベッドサイドで使える低酸素血症の呼吸病態生理学：呼吸不全診療で着目すべきポイント. INTENSIVIST. 5（4）, 2013, 695-704.
5) 萱谷紘枝. 呼吸不全の酸素の取り込みかたと換気はどうなっている？みんなの呼吸器 Respica. 21（3）, 2023, 319-23.

安保拓洋

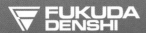

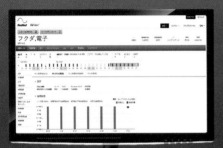
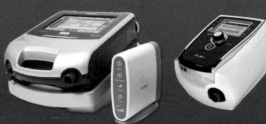

② 急性呼吸不全とは

＼ これだけ⚡サマリー ／

➡ 急性呼吸不全とは、急速に起こり症状が１カ月未満のものを指します。症状が１カ月以上続く状態を慢性呼吸不全といいます。

➡ 呼吸不全は、動脈血中の二酸化炭素分圧が正常か低下しているⅠ型呼吸不全と、二酸化炭素分圧が上昇しているⅡ型呼吸不全とに分けられます。

➡ 呼吸不全の機序は、Ⅰ型は換気血流比不均衡分布の増強、拡散障害、右左シャント増大です。Ⅱ型は、肺胞低換気（換気量不十分）が主として起こります。

➡ Ⅰ型呼吸不全の主な治療は酸素療法です。Ⅱ型呼吸不全は酸素療法に加えて病態に応じた人工呼吸管理が必要になることもあります。どちらも原疾患の治療を並行して行います。

➡ 呼吸不全では、胸部だけでなく全身のフィジカルアセスメントが大切です。

急性呼吸不全とはどのような状態か

呼吸は、空気中の酸素を血液に取り込み、体内で産生された二酸化炭素を血液から呼気に排出します（見てわかる：呼吸のしくみ）。

肺静脈（動脈血）の血液には、酸素分圧 95mmHg・二酸化炭素分圧 40mmHg 程度が含まれ、肺動脈（混合静脈血）の血液には酸素分圧 40mmHg・二酸化炭素分圧 46mmHg 程度含有されています（見てわかる：肺静脈＆肺動脈）。

動脈血の酸素分圧は、60mmHg 未満になるとさまざまな組織や臓器に悪影響が生じるため、何らかの原因によって動脈血中の酸素分圧が 60mmHg 未満になる病態（低酸素血症）ならびに／あるいは高二酸化炭素血症を病態の主徴とする症候群を呼吸不全と定義しています[1, 2]。

呼吸不全のうち、比較的短い期間（１カ月未満）で急速に起こった場合を急性呼吸不全と呼びます。

また、呼吸不全は、動脈血中の二酸化炭素分圧が正常か低下しているⅠ型呼吸不全と、二酸化炭素分圧が上昇しているⅡ型呼吸不全とに分けて考えます。

二酸化炭素は、普段、呼吸の自動調節能によって平衡を保ちます。中枢性化学受容器である延髄と末梢性化学受容器である頸動脈小体・大動脈小体により制御された二酸化炭素の排出は、肺胞に出入りする空気の量（換気量）により決まります（見てわかる：中枢性／末梢性化学受容器）。

すなわち、二酸化炭素分圧が増加しているⅡ型呼吸不全とは、さまざまな要因で換気量が十分でなくなっている状態だといえます。

見てわかる 👀 呼吸のしくみ

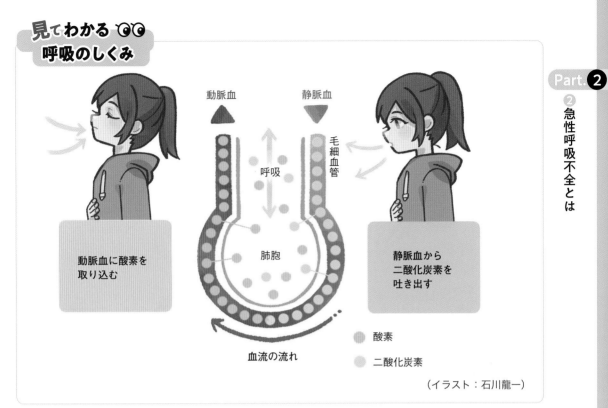

動脈血　静脈血

呼吸

毛細血管

肺胞

動脈血に酸素を取り込む

静脈血から二酸化炭素を吐き出す

血流の流れ

● 酸素

● 二酸化炭素

（イラスト：石川龍一）

見てわかる 👀 肺静脈＆肺動脈

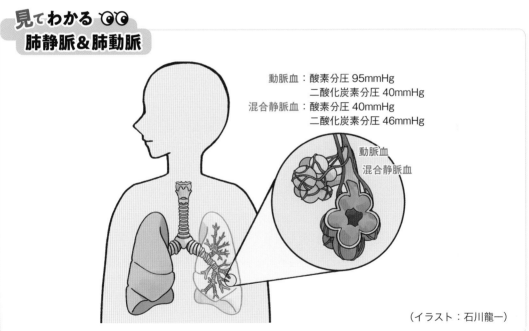

動脈血：酸素分圧 95mmHg
　　　　二酸化炭素分圧 40mmHg
混合静脈血：酸素分圧 40mmHg
　　　　　　二酸化炭素分圧 46mmHg

動脈血
混合静脈血

（イラスト：石川龍一）

● Ⅰ型呼吸不全

　Ⅰ型呼吸不全の病態について解説していきます。前述したように、動脈血中の酸素分圧が60mmHg以下で、二酸化炭素分圧が正常もしくは低下した状態を指します。さまざまな原因により酸素の取り込みが不足し、低酸素血症に陥っています。肺胞を出入りする換気能力は正常であるた

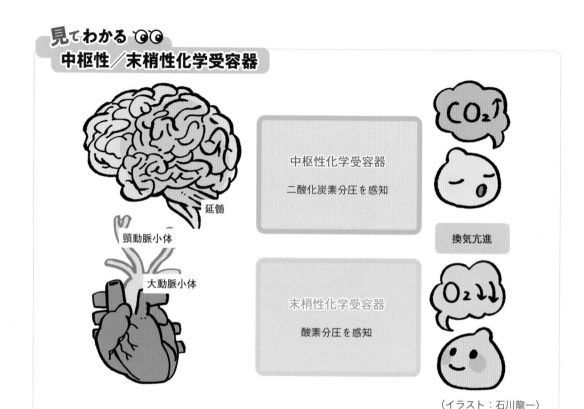

見てわかる 👀
中枢性／末梢性化学受容器

延髄

頸動脈小体

大動脈小体

中枢性化学受容器

二酸化炭素分圧を感知

CO_2 ↑

換気亢進

末梢性化学受容器

酸素分圧を感知

O_2 ↓

（イラスト：石川龍一）

め、拡散能の高い二酸化炭素（酸素の約 20 倍）は正常に排出され、二酸化炭素分圧は上昇しません（見てわかる：Ⅰ型呼吸不全）。

　具体的には、換気血流比不均衡分布の増強や酸素の拡散障害によって、ガス交換機能の低下した肺胞がある場合、右左シャント増大があり酸素化されない静脈血が動脈血中に増加する場合が挙げられます。そのため、肺胞気 - 動脈血酸素分圧較差（A-aDO$_2$）は開大します。

●Ⅱ型呼吸不全

　次に、Ⅱ型呼吸不全の病態について解説します。Ⅰ型同様、動脈血中の酸素分圧は 60mmHg 未満です。二酸化炭素分圧が上昇することが特徴です。さまざまな原因により酸素の取り込みが不足し、低酸素血症に陥っています。肺胞を出入りする空気の量そのものが減る、換気能力が低下することによって体内に二酸化炭素が貯留します（見てわかる：Ⅱ型呼吸不全）。

　具体的には、COPD や気管支喘息などの基礎疾患が増悪することで、肺胞低換気（肺胞に入る空気の量が少ない）が存在する場合が挙げられます。A-aDO$_2$ は、正常となるものと開大するものとがあります。

　Ⅱ型呼吸不全では、しばしば体内の二酸化炭素貯留が原因で、自発呼吸の減弱、呼吸性アシドーシス、意識障害、呼吸促拍、頭痛、頻脈、発汗、血圧上昇、羽ばたき振戦などを呈することがあり、最重症例では呼吸停止をきたします。これを CO$_2$ ナルコーシスといいます（3 主症状：自発呼吸の

見てわかる 👀 I型呼吸不全

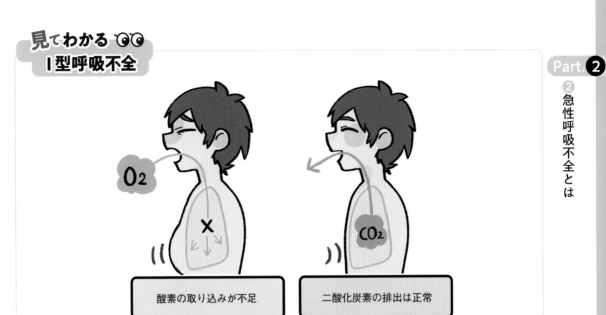

酸素の取り込みが不足

二酸化炭素の排出は正常

（イラスト：石川龍一）

見てわかる 👀 II型呼吸不全

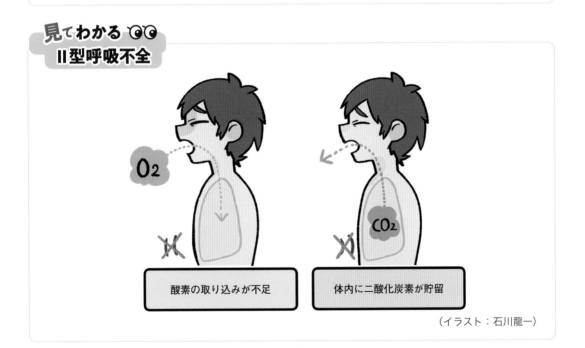

酸素の取り込みが不足

体内に二酸化炭素が貯留

（イラスト：石川龍一）

減弱、呼吸性アシドーシス、意識障害）[3]。二酸化炭素貯留の誘因としては、高濃度酸素投与、感染症や心不全等の合併が挙げられます。

　病態としては、軽症例では軽度の二酸化炭素分圧上昇、軽度の酸素分圧低下に対し、中枢化学受容器が作用することで換気の亢進が起こるため、二酸化炭素分圧と酸素分圧の正常化を図ります。重症例では、著明な二酸化炭素分圧の上昇、著明な酸素分圧の低下に対して、慢性化する高二酸化炭素血症により中枢化学受容器の作用が鈍化し機能しません。そのため、末梢化学受容器が著明な

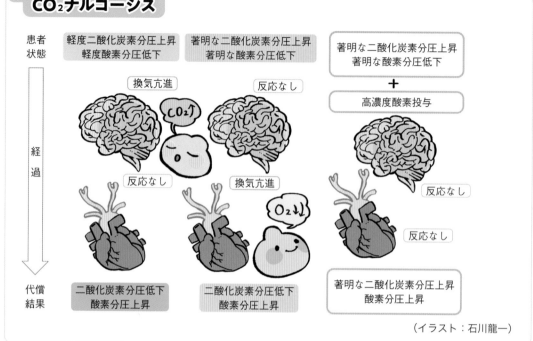

見てわかる 👀 CO₂ナルコーシス

| 患者状態 | 軽度二酸化炭素分圧上昇 軽度酸素分圧低下 | 著明な二酸化炭素分圧上昇 著明な酸素分圧低下 | 著明な二酸化炭素分圧上昇 著明な酸素分圧低下 + 高濃度酸素投与 |

換気亢進 / 反応なし / 反応なし

反応なし / 換気亢進 / 反応なし

| 代償結果 | 二酸化炭素分圧低下 酸素分圧上昇 | 二酸化炭素分圧低下 酸素分圧上昇 | 著明な二酸化炭素分圧上昇 酸素分圧上昇 |

（イラスト：石川龍一）

酸素分圧の低下を感知することで換気の亢進が起こり正常化を図ります。

　重症例においては、中枢化学受容器が作用していないため、高濃度酸素を投与して末梢化学受容器が作用しなくなる（酸素分圧が上昇することで働かなくて良いと勘違いする）ことで、換気が抑制（呼吸抑制）され、さらに二酸化炭素分圧が上昇するという悪循環に陥ります（見てわかる：CO₂ナルコーシス）。

急性呼吸不全の原因疾患の分類図

　急性呼吸不全の原因疾患の一例をまとめます。さまざまですが、原発性のものと続発性のものとがあります。COPD や間質性肺炎が感染や心不全などの合併を契機に急性増悪することもあります（表1）。

急性呼吸不全の治療（Ⅰ型呼吸不全、Ⅱ型呼吸不全）

　急性呼吸不全の治療は大きく分けると、酸素療法や人工呼吸など呼吸を補助する治療と、呼吸不全を起こした原疾患に対する治療とに分けられます。

　Ⅰ型呼吸不全の治療は、主に酸素療法と原疾患の治療です。動脈血中の酸素分圧が 60mmHg 未満で、低酸素血症に陥るということは、組織が低酸素となり始め、細胞レベルで酸素が不足すると

表1 急性呼吸不全の原因疾患

原因疾患	
Ⅰ型呼吸不全	Ⅱ型呼吸不全
・感染性肺炎（COVID-19 含む） ・間質性肺炎 ・肺水腫 ・心不全 ・ARDS ・敗血症（多臓器呼吸不全） ・無気肺 ・肺血栓塞栓症 ・自然気胸 ・肺動静脈瘻	・COPD ・気管支喘息 ・原発性肺胞低換気症候群 ・びまん性汎細気管支炎 ・呼吸中枢の抑制（脳血管障害、薬物過量投与、中毒など） ・神経・筋疾患（重症筋無力症、ギラン・バレー症候群、 　進行性筋ジストロフィーなど） ・肺がん ・胸膜肥厚

表2 主な酸素デバイス

低流量システム	高流量システム	人工呼吸管理
・経鼻カニュラ ・簡易酸素マスク ・リザーバー付きマスク ・開放型酸素マスク	・ベンチュリーマスク ・ネブライザー式酸素吸入器 ・HFNC	・NPPV ・IPPV

いうということを指します。臨床症状として頻脈、動悸、高血圧、頻呼吸、失見当識などが現れ始めるため、その場合種々の酸素デバイスから適切な物を選択して速やかに酸素化を行う必要があります。主な酸素デバイスは表2の通りです。

　また、細胞レベルで適切な酸素化を保つためには、酸素療法だけでなく、ヘモグロビン（Hb）や心拍出量（CO）などの、血液中や細胞内に取り込まれる酸素の含量、組織への酸素運搬因子も重要です。計算式は下記の通りです。

酸素含量（CaO_2）〔mL/dL〕= 1.34 × Hb（g/dL）×動脈血酸素飽和度（SaO_2）（%）+ 0.0031 ×動脈血酸素分圧（PaO_2）〔mmHg〕

酸素運搬量（DaO_2）〔mL/min〕= CO〔dL/min〕× CaO_2〔mL/dL〕

　Ⅰ型呼吸不全は、動脈血中の酸素分圧が 60mmHg 未満で酸素療法の相対的適応、動脈血中の酸素分圧が 50mmHg 未満では組織が低酸素に陥るため酸素療法の絶対的適応となります。SpO_2 に置き換えると、SpO_2 90% 未満で相対的適応、SpO_2 80% 未満で絶対的適応ともいえます。一般的な治療目標としては、SpO_2 94～98% です。近年、酸素の過量投与についていわれており、急性冠症候群や脳卒中などで低酸素血症のない患者に対して不要な酸素を行うと、血管収縮に伴う臓器低灌流や酸素化の悪化を見逃す（SpO_2 100% では PaO_2 の値の変化が分からない）恐れもあるため注意が

必要です。そのほか、F_IO_2 60% 以上では酸素中毒、吸収性無気肺、CO_2 ナルコーシスのリスクが増大します。

原疾患の治療に関しては、例えば感染症では起因菌が特定されないうちはエンピリックセラピー（経験的治療）を行い、デ・エスカレーションしつつデフィニティブセラピー（標的治療）に切り替えていきます。そのほか、疾患に応じた治療が必要となります。

Ⅱ型呼吸不全の治療は、主に人工呼吸療法、酸素投与、原疾患の治療です。患者に大量の酸素投与を行うと、CO_2 ナルコーシスを発症し、呼吸が止まってしまうことがあるので注意が必要です。そのため、動脈血中の酸素分圧だけでなく、水素イオン指数（pH）を参考に治療することとなります。一般的な治療目標としては、SpO_2 88〜92% です。pH は 7.35 以上に上昇するよう（7.45 は超えない）二酸化炭素分圧を調整します。その他、HCO_3^- が上昇していて pH が正常である場合、代謝性代償ができていると考えられますが、HCO_3^- が上昇していて pH が 7.25 未満に低下しているようであれば、呼吸性アシドーシスが代償できていない状態（急激に病状が悪化した）と考えられるため、速やかな人工呼吸療法が必要となります。

Ⅱ型呼吸不全では、著明な肺胞低換気があるため、Ⅰ型呼吸不全のような酸素化改善に追加して換気量の改善を行う必要があります。方法としては、まずは経鼻カニュラによる酸素投与 0.5〜1L/min を行います。口すぼめ呼吸で気管支腔内を陽圧にすることで肺胞内の余計な空気（エアトラッピング）を排出します。次に、二酸化炭素を多く含む空気を高流量のベンチュリーマスクや HFNC で洗い流し、HFNC で PEEP 様効果を期待する方法があります。それでも改善しない場合、NPPV による陽圧換気、自発呼吸が消失するほどの重症例では IPPV で呼吸管理する必要があります。

● 高二酸化炭素と低酸素、どっちが危険 !?

二酸化炭素が上昇する危険性と、酸素が低下することによる危険性は本文で解説した通りです。

Ⅰ型・Ⅱ型呼吸不全は、共に酸素が低下しており、酸素療法が必ず必要です。酸素は、細胞の元気の源です。

Ⅱ型呼吸不全では二酸化炭素が上昇しており、臨床においてはしばしば二酸化炭素分圧 100mmHg以上（正常値 =35〜45mmHg）でも会話できる患者さんを見かけます。慣れって怖いですよね……。いや、適応できるのは素晴らしいことなのかもしれません。ただ、過剰な酸（二酸化炭素）は酸塩基平衡に影響するため是正は必要です。つまり、身体が許容できるのは高二酸化炭素であるため、優先順位は低酸素を正す方が上ということになります。

■ 急性呼吸不全の評価項目

第一印象を含め、全身を観察することで呼吸不全の有無を評価する必要があります。ある程度時間をかけて包括的・網羅的に観察することで異常を見落としにくくなります。しかし、急性呼吸不全の場合、重症度・緊急度が高いことも多く、観察に時間を取られることで生命の危機に瀕する可能性もあります。一方、知識と経験は必要となりますが、系統別・部位別に観察を行う（表3）こ

表3 系統別・部位別の観察項目

部位別
外皮系、頭頸部、眼・耳・鼻・口、胸部、腹部、四肢、神経系
器官別
外皮系、消化器系、呼吸器系、循環器系、内分泌系、感覚器系、脳・神経系、筋・骨格系

表4 呼吸困難（息切れ）を評価する修正 MRC 質問票（mMRC）（文献4より作成）

グレード分類	あてはまるものにチェックしてください（1つだけ）	
Grade 0	激しい運動をした時だけ息切れがある。	☐
Grade 1	平坦な道を早足で歩く、あるいは緩やかな上り坂を歩く時に息切れがある。	☐
Grade 2	息切れがあるので、同年代の人よりも平坦な道を歩くのが遅い、あるいは平坦な道を自分のペースで歩いている時、息切れのために立ち止まることがある。	☐
Grade 3	平坦な道を約100m、あるいは数分歩くと息切れのために立ち止まる。	☐
Grade 4	息切れがひどく家から出られない、あるいは衣服の着替えをする時にも息切れがある。	☐

とで、呼吸器疾患以外の鑑別を行いつつ、呼吸不全の病態把握につながるアセスメントを施行することができます。患者ごとに、それぞれの状況に応じた評価方法を行っていただきたいです。

下記に、呼吸に関連した観察項目や検査の一例を示します。

●フィジカルイグザム

　●**視診**：気管の短縮、頸動脈怒張、口すぼめ呼吸の有無、樽状胸の有無、起坐呼吸、チアノーゼ、ばち指など

　●**呼吸回数の異常**：頻呼吸、徐呼吸、多呼吸、少呼吸、過呼吸、無呼吸など

　●**リズムの異常**：クスマウル呼吸、チェーンストークス呼吸、ビオー呼吸など

　●**呼吸補助筋の使用**：胸鎖乳突筋、斜角筋（前・中・後ろ）、外肋間筋、内肋間筋、腹直筋、腹斜筋（内・外）、腹横筋など

　●**呼吸様式**：胸式呼吸、腹式呼吸、胸腹式呼吸、鼻翼呼吸、下顎呼吸、陥没呼吸、奇異呼吸など

　●**胸郭の動き**：左右差、拡張を阻害する要因の有無など

　●**呼吸音**：左右差、呼気の延長、呼吸音の減弱・消失、呼吸音の増強、類鼾音、笛声音、水泡音、捻髪音、ストライダー、スクウォークなど

　●**その他**：咳嗽（湿性、乾性）、喀痰、喀血、胸痛、呼吸困難など

●バイタルサイン

　●意識レベル、血圧、心拍数、呼吸数、体温

●スケール

　●mMRC（表4）[4]、Visual Analogue Scale（VAS）、Borg スケール　など

●そのほかの検査

　●呼吸機能検査、画像検査、心電図、心機能検査　など

　最後に、これまでお示しした情報が、急性呼吸不全に携わる医療従事者の皆様それぞれに応じたアセスメントのヒントになれば幸いです。

引用・参考文献

1）宮本 顕二ほか．"急性呼吸不全への対応方法"．酸素療法マニュアル（酸素療法ガイドライン 改訂版）．日本呼吸ケア・リハビリテーション学会 酸素療法マニュアル作成委員会ほか編．東京，日本呼吸ケア・リハビリテーション学会／日本呼吸器学会，2017，16-9．
2）前掲書1．"酸素療法のモニタリング：パルスオキシメータ"．102-6．
3）巽 浩一郎．"呼吸不全"．病気がみえる vol.4: 呼吸器．第3版．医療情報科学研究所編．東京，メディックメディア，2013，88-91．
4）Bestall, JC. et al. Usefulness of the Medical Research Council（MRC）dyspnoea scale as measure of disability in patients with chronic obstructive pulmonary disease. Thorax. 54（7），1999，581-6．
5）古谷 伸之編．"胸部診察（肺）"．診察と手技がみえる vol.1．田邊政裕 偏．東京，メディックメディア，2007，73-89．
6）急性呼吸不全．INTENSIVIST. 5（4）．2013，200p．
7）植木 純ほか．呼吸リハビリテーションに関するステートメント．日本呼吸ケア・リハビリテーション学会誌．27（2），2018，95-114．
8）大下 慎一郎ほか．"気道・呼吸"．ER・ICU100のピットフォール．志馬伸朗 編．東京，中外医学社，2019，63-77．
9）道又 元裕ほか．各項目の評価「呼吸」：ケアの組み立てにつなげる効果的な情報収集・アセスメント．重症集中ケア．4・5月号，2019，11-5．

石川龍一

急性呼吸不全患者のフィジカルアセスメント＆ケアの実際

❶ ARDS の病態

＼ これだけ⚡サマリー ／

➡ 急性呼吸促迫症候群（acute respiratory distress syndrome；ARDS）においての窮迫（促迫）とは、追い詰められてどうにもならないことを意味し、急激に呼吸が悪化してどうにもならない症候群、つまり重症な呼吸不全に陥った状態だととらえることができます。

➡ 診断としては、2012 年に提唱されたベルリン定義[1] が用いられており、以下の4つの項目をすべて満たすものが ARDS と診断されます。

① 1週間以内の急性発症を認める：肺炎などの直接的な肺損傷から、敗血症などの間接的な肺損傷をきっかけに発症します。

② 低酸素血症、酸素化不良を認める：重症度が 表 1[2] の 3 つに分かれます。

③ 胸部 X 線写真での両側肺浸潤影を認める：片側ではなく両側の透過性の低下を認めます。

④ 肺水腫を認める：毛細血管の静水圧上昇からなる心原性の肺水腫とは異なり、炎症などから生じる非心原性の肺水腫を認めます。

表 1　ARDS の重症度分類（文献 2 を参考に作成）

軽度（mild）	中等度（moderate）	重度（severe）
$200 < P/F$ 比 ≤ 300 （PEEP $\geq 5cmH_2O$）	$100 < P/F$ 比 ≤ 200 （PEEP $\geq 5cmH_2O$）	P/F 比 < 100 （PEEP $\geq 5cmH_2O$）

P/F：PaO_2（動脈血酸素分圧）/F_iO_2（吸入酸素濃度）、PEEP：呼気終末陽圧

ARDS とは

● 発症機序

　基礎疾患（表 2）[2] を機に好中球やマクロファージなどの炎症細胞が活性化することにより、サイトカインやアラキドン酸代謝産物などの各種炎症性メディエーターが過剰に産生され放出されます。活性化した好中球が肺間質や肺胞内に集積し、エラスターゼなどのタンパク分解酵素を放出します。その結果、肺胞上皮細胞と肺胞血管内皮細胞が広範囲に障害され、肺胞壁と肺胞毛細血管壁が破綻します。この 2 つの破綻によって、肺血管内の透過性が著しく亢進し、肺胞毛細血管から水分やタンパク質などが間質に漏出します。そして間質液圧が上昇することで、肺胞内や気道内に水分やタンパク質が入り込み充満することで肺水腫をきたします。さらにⅡ型肺胞上皮細胞も障害されることによって、肺胞の表面活性物質（肺サーファクタント）が減少し、表面張力が増強することで肺

表2 主な ARDS の原因疾患（文献2を参考に作成）

直接的損傷	間接的損傷
・肺炎 ・誤嚥 ・肺挫傷 ・脂肪塞栓 ・有毒ガスなどの吸入障害 ・溺水	・敗血症 ・外傷や熱傷 ・急性膵炎 ・心肺バイパス術 ・薬物中毒 ・輸血関連急性肺傷害（TRALI）

頻度の多いものを赤字で示した。

見てわかる ARDSの病態

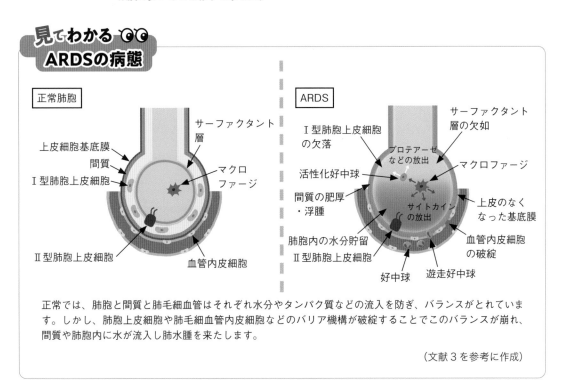

正常肺胞 | ARDS

- 上皮細胞基底膜
- 間質
- Ⅰ型肺胞上皮細胞
- Ⅱ型肺胞上皮細胞
- サーファクタント層
- マクロファージ
- 血管内皮細胞

- Ⅰ型肺胞上皮細胞の欠落
- 活性化好中球
- 間質の肥厚・浮腫
- 肺胞内の水分貯留
- Ⅱ型肺胞上皮細胞
- サーファクタント層の欠如
- プロテアーゼなどの放出
- マクロファージ
- サイトカインの放出
- 上皮のなくなった基底膜
- 血管内皮細胞の破綻
- 好中球
- 遊走好中球

正常では、肺胞と間質と肺毛細血管はそれぞれ水分やタンパク質などの流入を防ぎ、バランスがとれています。しかし、肺胞上皮細胞や肺毛細血管内皮細胞などのバリア機構が破綻することでこのバランスが崩れ、間質や肺胞内に水が流入し肺水腫を来たします。

（文献3を参考に作成）

胞がつぶれて肺の虚脱を引き起こします（見てわかる：ARDS の病態）[3]。

●経時的変化

　ARDS では滲出期、増殖期、線維化期の3つの病期（表3）[4]があり、びまん性肺胞障害（diffuse alveolar damage；DAD）と呼ばれる病理組織像を認めます。また、胸部X線では両側肺野にびまん性浸潤影を認めます（図1）。線維化期に移行することで肺胞や間質の線維化が進んで不可逆的変化となり、人工呼吸器からの離脱が困難となります。

●病態生理

　ARDS を発症することで、さまざまな要因の低酸素血症を招きます（図2）[5]。

表3 ARDSの経時的変化（文献4を参考に作成）

時期	滲出期（1〜7日以内）	増殖期（7〜21日）	線維化（21日以降）
病理学的特徴	間質性・細胞性浮腫	間質・気腔内の筋線維芽細胞増殖	膠原線維による線維化
	硝子膜形成	硝子膜の器質化	顕微鏡的蜂巣肺様変化
	肺胞嚢の虚脱	慢性炎症細胞浸潤	牽引性細気管支拡張
	肺胞道の拡大		
	Ⅰ型肺胞上皮細胞の壊死と剝離	Ⅱ型肺胞上皮細胞の過形成	時に扁平上皮化生
	血管内皮細胞壊死	肺動脈を閉塞する内皮障害と血栓	肺動脈の形状変化
	白血球凝集		内膜の線維化
	微小血栓		中膜の肥厚
臨床症状	呼吸仕事量の増大	ガス交換障害の改善	人工呼吸器離脱困難
	低酸素血症	人工呼吸器からの離脱検討	肺のコンプライアンス低下
	人工呼吸管理の開始		

胸部X線

胸部CT

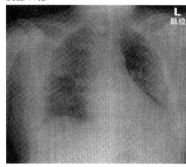 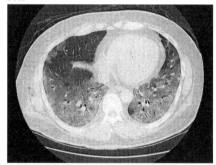

図1 上顎洞炎から敗血症となり、ARDSをきたした症例
呼吸困難の症状から1日後の胸部X線写真と胸部CT画像所見

● シャント形成

　肺胞内や気道内に水やタンパク質が入り込むことで、肺胞は容易に虚脱します。また、肺サーファクタントの減少により肺胞は収縮する方向に進むため、肺胞の虚脱につながります。肺胞の換気がなくなると換気のない肺胞を流れた血液はガス交換されず肺循環を通過するため、低酸素血症を引き起こします。

● 換気血流比不均衡

　換気の少ない肺胞や換気のない肺胞を流れた血液は十分な酸素化がされないため、換気血流比の不均衡が生じます。また、仰臥位では背側部に肺の重さがかかるため、腹側部に比べ肺の換気が著しく低下し、血流は背側部に多くなります。

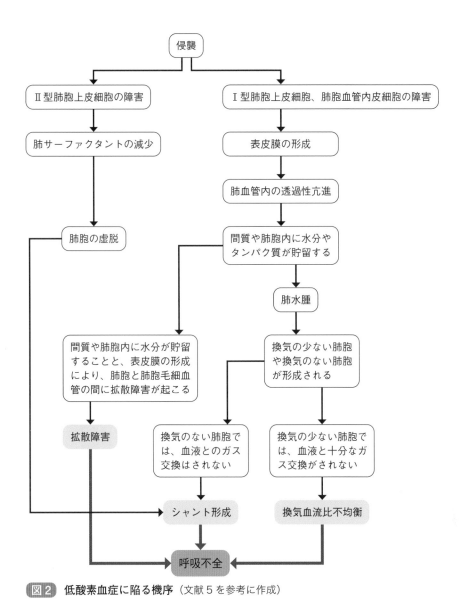

図2 **低酸素血症に陥る機序**（文献5を参考に作成）

●拡散障害

　肺胞内や肺間質に水が貯留することで、肺胞と肺胞毛細血管での酸素の拡散が障害されます。なお、二酸化炭素の拡散能力は酸素よりも高いため、当初は拡散障害により高二酸化炭素血症は生じませんが、病状が進行し換気不全に陥ると高二酸化炭素血症を伴い、呼吸性のアシドーシスとなります。

ARDS の治療

　ARDS の治療は、原疾患の治療が最優先され、それと同時に人工呼吸器を使用した呼吸管理療法

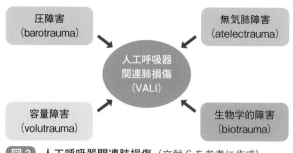

図3 人工呼吸器関連肺損傷（文献6を参考に作成）

が行われます。人工呼吸器関連肺損傷（VALI）（図3）[6]の予防として一回換気量と経肺圧の制御、open lung（高めの呼気終末陽圧〔PEEP〕）、腹臥位管理、V-V ECMOの導入などの肺保護戦略があります。また、呼吸器系だけではなく全身管理を意識しながら、異常の早期発見や早期対応を行っていく必要があります。

●呼吸、循環の管理

ARDSでは、シャント、換気血流比不均衡、拡散障害などにより重度の低酸素血症を認め、人工呼吸管理を余儀なくされることが多いです。人工呼吸管理においては、酸素化、ガス交換を評価するとともに、人工呼吸器との同調性も評価する必要があります。非同調になることで患者の呼吸仕事量が増大し、酸素消費量の増大につながります。そのため呼吸においては、グラフィックモニターから得られる情報とともに呼吸数、努力様呼吸の有無、呼吸音の左右差や呼吸副雑音、胸郭の動きなどを観察し評価する必要があります。また循環においては、全身の血管透過性亢進における循環血液量の不足や輸液制限、高圧なPEEPによる前負荷の減少もあるため、循環動態が不安定になる傾向があります。血圧や心拍数の変化、IN-OUTバランス、末梢循環不全、デバイスから得られるパラメーターなど多岐にわたる観察が必要となり、変化に気づき異常の早期発見に努めることが重要です。

●鎮痛・鎮静管理

ARDSにおける多くの患者は人工呼吸管理を行っており、適正な鎮痛や鎮静が行われているか評価することが重要です。強い不安や疼痛は頻呼吸やせん妄を招く可能性があり、酸素消費量の増大につながります。そのため、鎮静や鎮痛スケールを用いて、チームで共有していくことが必要になります。鎮静スケールはRASS（Richmond Agitation- Sedation Scale）、鎮痛スケールはNRS（Numerical Rating Scale）、BPS（Behavioral Pain Scale）、CPOT（Critical-Care Pain Observation Tool）などが推奨されています[7]。

●栄養管理

重症患者においては、侵襲により代謝変動をきたし、異化亢進によって栄養障害が進行すると易

感染状態となり生体の機能低下が生じます。そのため、栄養投与ルートとして、静脈栄養より経腸栄養が推奨されています[8]。また、経腸栄養は腸管付属免疫組織の機能を維持することで bacterial translocation を抑制すると考えられています。そのためにも、開始時期や投与栄養量などを考え、早期に行えるようにする必要があります。経腸栄養投与中は、下痢や嘔吐、消化管出血、胃内残量に加え、腸蠕動音や腹部の膨満、排ガスなどの腹部症状を観察しアセスメントする必要があります。

●体位変換・リハビリテーション

ARDS では、間質や肺胞に水分などが漏出するため、肺自体の重量が増しています。これに加え、心臓などの臓器が荷重域の肺を圧迫するため、肺胞の虚脱が生じ、背側部の換気が不良になります。そのため腹臥位を含めた体位変換を行い、換気不全を改善させる必要があります。また、排痰目的として体位ドレナージを行う必要があります。胸部 X 線写真や聴診で痰の貯留部位を特定し、可能な限り短時間で効果的な排痰を行うようにします。ルーチンの吸引や、むやみに PEEP を解くような行為は呼吸をさらに悪化させることにつながるため、適切にアセスメントすることが重要です。リハビリテーションは、せん妄の発症予防や ICU 入室期間の短縮、安静が一つの原因となって生じる ICU-acquired weakness（ICU-AW）の予防にも重要であるといわれているため[7]、タイミングを見極め早期に実施していく必要があります。

上記のほかに、そのほかの臓器や感染など全身状態に目を向けたアセスメントが重要となります。

おわりに

2021 年に、5 年ぶりに改訂された『ARDS 診療ガイドライン 2021』が発表されました。今回のガイドラインでは、成人のみではなく小児も対象として作成されています。また診断から管理までの流れを 5 領域に分類し（表4）[9]、より信頼性の高い実用的な診療ガイドラインとなっています。さらにイラストを用いた推奨の要約も作成され、見やすく配慮されています。

表4 ARDS 診療ガイドライン 2021 における CQ の 5 つの領域（文献 9 を参考に作成）

領域 A	診断、予後予測
領域 B	非侵襲的呼吸補助
領域 C	侵襲的呼吸補助
領域 D	呼吸周辺治療
領域 E	薬物療法、非薬物療法

フィジカルアセスメントの 🌼 キモ

🌼 ARDSの治療は、原疾患の治療が最優先され、それと同時に人工呼吸器を使用した呼吸管理療法が行われます。そのため呼吸の管理では、動脈血液ガスから酸素化、換気を評価するとともに、人工呼吸器との同調性も評価する必要があります。

🌼 人工呼吸器との同調性は、人工呼吸器のグラフィックモニターから得られる情報とともに呼吸数、努力様呼吸の有無、呼吸音の左右差や呼吸副雑音、胸郭の動きなどを観察し評価します。

🌼 循環の管理では、血圧や心拍数の変化、IN-OUTバランス、末梢循環不全、デバイスから得られるパラメーターなど多岐にわたる観察が必要となり、循環動態の変化がないか観察します。

🌼 適正な鎮痛や鎮静が行われているか評価します。鎮静スケールにはRASS、鎮痛スケールにはNRS、BPS、CPOTなどが推奨されています。

🌼 そのほか、栄養管理や体位変換、リハビリテーションなども重要となるので、全身管理を意識しながら、異常の早期発見や早期対応を行ってきましょう。

引用・参考文献

1) Ranieri, VM. et al. ARDS Definition Task Force. Acute respiratory distress syndrome: the Berlin Definition. JAMA. 307 (23), 2012, 2526-33.

2) 一般社団法人日本集中治療医学会／一般社団法人日本呼吸器学会／一般社団法人日本呼吸療法医学会 ARDS診療ガイドライン2016作成委員会編. ARDS診療ガイドライン2016（PDF版）. 2016, 33-5. http://www.jsicm.org/ARDSGL/ARDSGL2016.pdf

3) 槇田浩史. "ALIとARDSの呼吸療法". 3学会（一般社団法人 日本胸部外科学会／一般社団法人 日本呼吸器学会／公益社団法人 日本麻酔科学会）合同呼吸療法認定士認定委員会編. 呼吸療法テキスト. 改訂第2版. 東京, 克誠堂出版, 2005, 226-7.

4) Tomashefski, JF. Jr. Pulmonary pathology of acute respiratory distress syndrome. Clin Chest Med. 21 (3), 2000, 435-66.

5) 安倍紀一郎ほか. 関連図で理解する呼吸機能学と呼吸器疾患のしくみ. 愛知, 日総研出版, 2009, 296-8.

6) 前掲書2, "随伴する疾患・病態". 69-76.

7) 日本集中治療医学会・J-PADガイドライン検討委員会編. 実践 鎮痛・鎮静・せん妄管理ガイドブック. 東京, 総合医学社, 2016, 10-21, 42-5, 119-23.

8) 日本臨床栄養代謝学会. 日本臨床栄養代謝学会JSPENテキストブック. 東京, 南江堂, 2021, 475-83.

9) 3学会合同ARDS診療ガイドライン作成委員会. ARDS診療ガイドライン2021. 日本集中治療医学会雑誌. 29 (4), 2022, 295-300.

水向則樹

ARDS のアセスメント&ケア

ケース紹介

- A さん、女性、70 歳、身長 148cm、体重 40.3kg（標準体重：41.5kg）
- 既往歴：特になし。
- 生活歴：喫煙歴なし、飲酒歴なし。
- 現病歴：登山中の転落で救急搬送。右大腿骨骨折・下腿挫創、左股関節刺創・左膝複合靱帯損傷で緊急手術となった。左鼠頸部は膿瘍があり、開放創のため毎日洗浄を行っていた。術後 5 日目ごろより発熱症状が続き、誤嚥性肺炎と診断。術後 8 日目にリザーバーマスクによる 10L の酸素投与、SpO_2 86% となり非侵襲的陽圧換気（non-invasive positive pressure ventilation；NPPV）の治療が開始され ICU へ入室となった。
- ICU での経過：A さんはマスクの不快感を強く訴えており、何度もマスクの再装着を繰り返していた。急性発症で両側肺胞浸潤影をきたし、低酸素血症、心原性肺水腫ではないことから急性呼吸促迫症候群（acute respiratory distress syndrome；ARDS）と診断された。
- 身体所見：吸気努力と呼吸補助筋の使用あり。呼吸音の減弱、肺雑音（コースクラックル）あり、胸郭の振動なし。四肢先に冷感・チアノーゼあり、毛細血管再充満時間（capillary refill time；CRT）3 秒以上、全身発汗あり。

【バイタルサイン】

血圧 110／57mmHg、心拍数 102 回 /min、呼吸数 28 回 /min、SpO_2 88%、体温 38.3℃

【NPPV 設定】

S/T モード、F_iO_2 0.4%、EPAP 5cmH$_2$O、IPAP 8cmH$_2$O

【血液ガス分析】

pH 7.54、PaO_2 87.4mmHg、$PaCO_2$ 30.6mmHg、$HCO_3{}^-$ 26.1mmoL/L、Lac 7mg/dL

人工呼吸器装着までの対応

● **どうアセスメントする？**

● **ARDS の原因は**

　ARDS は単独では発症しないため、何か原因があることを念頭に置きます。A さんの創部はいまだに開放創として洗浄を余儀なくされています。数日前より発熱しており ICU 入室前から肺炎と診断されていました。肺炎による直接損傷と外傷を契機とした間接損傷による ARDS となっていると考えることができます。原因に対しどのような治療を進めていくのか把握し、適切に医療提供ができるようにします。

●ARDS の病期は

NPPV 装着後の P/F 比は 218 と、ベルリン定義（表1)[1] では軽症の ARDS であり、呼吸不全発症から数日であるため超急性期（滲出期）であると考えられます。

●NPPV による効果は

NPPV の最大のメリットは、気管挿管を回避できることです。患者の協力が得られることが大前提となるため、今後 NPPV は適応外となる可能性もあります。また ARDS の進行をアセスメントし、NPPV から気管挿管への移行のタイミングを逃さないよう医師と協議していく必要があります。

●フィジカルアセスメントと看護ケア

A さんは、頻呼吸や呼吸補助筋の使用、コースクラックルから、肺胞に間質液が漏れ肺水腫を呈していることが予測できます。また努力呼吸（図1）をアセスメントし、ARDS の進行度を評価していく必要があります。NPPV の苦痛によるストレスが ARDS を悪化させる可能性もあるため、適正な鎮静薬の投与も検討していく必要があります。

●根拠を考える

●ARDS の重症度に合わせたデバイスの選択

NPPV は ARDS 患者の呼吸管理において確立した治療ではないものの、成人 ARDS 患者に対す

表1　ARDS の診断基準（文献1より作成）

発症時期	ARDS の原因、または呼吸器症状発症より1週間以内	
胸部画像	両側浸潤影：胸水・肺虚脱（肺葉／肺全体）・結節では十分説明できない	
肺水腫の原因 （心不全・溢水の除外）	心不全、輸液過多ではすべて説明できない呼吸不全 リスク因子がない場合、心エコーなどによる客観的評価	
酸素化 軽症	$200 <$ P/F 比 ≤ 300	PEEP、CPAP $\geq 5cmH_2O$
酸素化 中等症	$100 <$ P/F 比 ≤ 200	PEEP $\geq 5cmH_2O$
酸素化 重症	P/F 比 ≤ 100	PEEP $\geq 5cmH_2O$

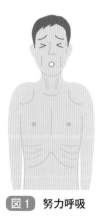

努力呼吸のポイント
頸部とお腹を見る！

・呼吸補助筋である胸鎖乳突筋、斜角筋、僧帽筋が収縮すると、肩より頭側に動きの変化が起きやすい
・努力呼吸はさらに酸素消費を増加させる可能性がある

↓

鎮静薬・鎮痛薬・人工呼吸器へ
移行のタイミングを検討

図1　努力呼吸

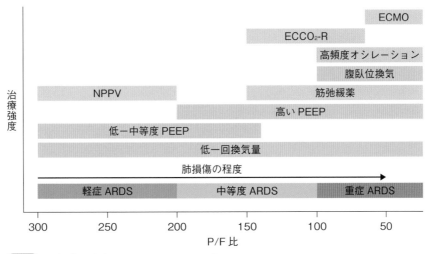

図2 **肺保護戦略表**（文献4を参考に作成）
ECMO：体外式膜型人工肺、ECCO₂-R：体外式 CO₂ 除去

る初期の呼吸管理として NPPV を行うことが提案できるとされています[2]。軽症の ARDS（200 ＜ P/F 比 ≦ 300 mmHg）の患者を対象に行った多施設共同ランダム化比較試験では、NPPV 群で気管挿管率が低く、院内死亡率も低い傾向にあると報告されています[3]。しかし、中等度以上の ARDS に関しては死亡リスクを増加させる可能性があるとの報告があります。患者の ARDS 重症度をいかに迅速に捉えられるか、また重症度に合わせたデバイスを選択することが重要となります（図2）[4]。

●P-SILI の影響を考えたフィジカルアセスメント

　肺障害が増悪し吸気努力が強い場合は、一回換気量や肺胞にかかる過剰な圧によって自発呼吸誘発性肺傷害（patient self-inflicted lung injury；P-SILI）（図3）[5] が生じる可能性があります。ただ、非挿管患者において自発呼吸による肺傷害がどこまで肺傷害の進行に関わっているかは不明であり、十分なエビデンスはまだありません。しかしながら、非挿管患者であっても P-SILI は念頭に置きながら観察や看護にあたることは重症化回避につながります。A さんは一回換気量が大きく、頻呼吸となりマスク装着を拒む姿から、肺胞虚脱や肺胞内圧の不均一性が生じやすくなっており、少なからず P-SILI が今の時点で起きている可能性を否定できません。

●適正な鎮静管理

　ARDS 患者では、痛み、不安、不快感などが生じ、すべてが呼吸ドライブに影響を与えます。NPPV を継続するには、選択的に鎮静をする必要があります。NPPV 中の鎮静薬としてデクスメデトミジン（DEX）の有効性が報告されており、開始する際には DEX を投与することが推奨されています[6]。DEX は患者の不快を抑え、呼吸の強さ・呼吸パターン・循環動態に影響が少ないといわれています。

●実践

　ARDS の原疾患の治療として、抗菌薬投与が行われました。

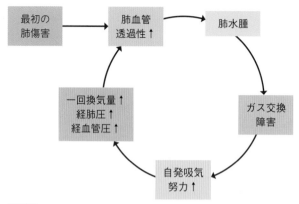

図3 P-SILI の機序（文献5を参考に作成）

● 呼吸ドライブへの影響を最小限に

　呼吸ドライブの増悪を避けるため、DEX（200μg/50mL）を4mL/hr（0.4μg/kg/hr）で投与開始し、鎮静レベルに関しては広く使用されているRASS（Richmond Agitation-Sedation Scale）を指標に、0～−1程度で鎮静深度を保つようにしました。Aさんの酸素化はいったん改善していたようにみえましたが、吸気努力が強くなり酸素化は悪化をたどったため圧設定を調整（表2）し、看護ケアは部分清拭などにとどめました。

● 多職種カンファレンス

　その後、DEXを7mL/hr（0.7μg/kg/hr）で増量しましたが、RASSが−1から＋2になり頻回にマスクを取り外す行動が目立ちました。NPPV装着3時間が経過した時点で、Aさんはさらに低酸素血症と頻呼吸、呼吸困難、頻脈を呈していました。またNPPV治療の協力が得られず、P/F比は61とCT画像からもARDSは重症化していました（図4）。そのため、緊急に多職種カンファレンスが行われ気管挿管と人工呼吸器の装着が開始されました。

● 評価

　Aさんの場合、NPPVはARDSや苦痛を改善させるものではなく、悪化させる結果となりました。NPPVの協力が得られていない時点で、気管挿管の移行のタイミングだったのかもしれません。人工呼吸管理では、さらにAさんに合った肺保護戦略を立てていく必要があります。

　人工呼吸管理開始時のバイタルサイン、身体所見、人工呼吸器設定、薬剤は以下の通りでした。

【バイタルサイン】

　血圧90／56mmHg、心拍数90回/min、呼吸数：人工呼吸器同調、SpO₂ 90%、体温38.2℃

【身体所見】

　RASS −5から−4、GCS E1VTM1

【人工呼吸器設定】

　PCV、F₁O₂ 1.0、呼吸数12回/min、呼気終末陽圧（PEEP）18cmH₂O、PC above PEEP 12cmH₂O

表2 NPPV の設定と血液ガス分析の経過

呼吸性アルカローシスと
代謝性アシドーシスを合併
＝敗血症などを疑える

	酸素 10L	NPPV 初期設定	NPPV1 時間後	NPPV3 時間後
モード		S/T	S/T	S/T
F_iO_2	1.0	0.4	0.7	0.8
EPAP（cmH_2O）		4	6	8
IPAP（cmH_2O）		8	10	12
SpO_2（%）	88	90	87	84
pH	7.255	7.539	7.526	7.530
PaO_2（mmHg）	60.2	87.4	54.7	48.8
$PaCO_2$（mmHg）	28.4	30.6	30.6	33.6
HCO_3^-（mmol/L）	23.0	26.1	27.5	28.0
Lac（mg/dL）	10	7	9	12

呼吸性アルカローシス
＝低酸素血症による過換気の状態
→ 悪化

胸部 X 線画像　　　　　　CT 画像

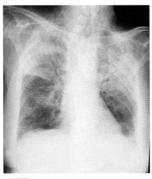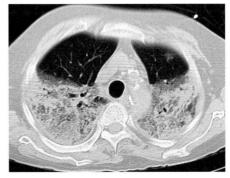

図4 NPPV 開始 3 時間後の X 線および CT 画像

【薬剤】

エスラックス®（50mg/5mL）：3mL/hr、プロポフォール1%：3mL /hr、フェンタニル
0.5mg/10mL ＋生食 40mL：2mL /hr

人工呼吸器装着後の対応

●どうアセスメントする？

●ARDS の重症度は？ 病態は？ 必要な看護ケア

Aさんは P/F 比 57 であり、重症 ARDS になっていることがわかります。両側肺からコースクラックルが顕著に聴取されており、また画像上でも肺水腫により下側肺障害が起こっている状態のため、体位管理を行うことで酸素化改善が期待できます。

●肺保護戦略のための人工呼吸器設定

グラフィック波形では、肺コンプライアンスが低下していると考えられます（図5）。圧規定換気（PCV）設定のため、初期の圧設定から A さんの駆動圧（ΔP）＝ above PEEP を推定しながら換気量を決定していきます。F_iO_2 は 1.0 から開始のため、SpO_2 と PaO_2 の変化をみながらまず F_iO_2 を減量していくことを考えていきます。

●P-SILI 対策

筋弛緩薬と鎮静薬を投与し自発呼吸は消失していることから、P-SILI を意識した呼吸管理ができていると判断します。今後、筋弛緩薬を中断した場合は再度自発呼吸による吸気努力の観察とその対応を検討していかなくてはなりません。

●看護ケアのタイミング

Aさんは極端に酸素化能が低下しているため、通常の看護ケアがさらなる酸素化低下につながる可能性があります。酸素化を評価し、必要なケアを見極めて行っていくことが必要です。

●根拠を考える

●ARDS の肺保護戦略

ARDS の急性期は、baby lung と呼ばれ、換気可能な肺胞の量が極端に少なくなっています。こ

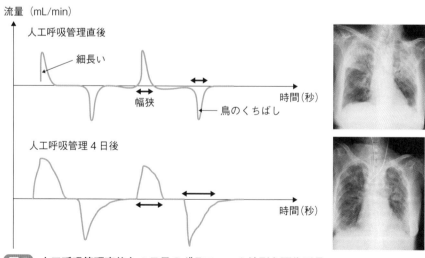

図5 人工呼吸管理直後と4日目のグラフィック波形と画像所見

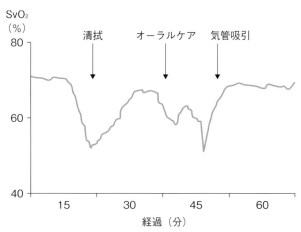

図6 看護ケアと SvO₂ 経時的変化 （文献9より転載）
SvO₂：混合静脈血酸素飽和度

のことから、人工呼吸器関連肺損傷（ventilator-associated lung injury；VALI）を防ぐために、baby lung に合わせて一回換気量を少なくすることや換気する圧を低くすることが求められます。ARDS ネットワークからは、一回換気量を 6mL/kg と 12mL/kg で比較した場合、6mL/kg 群の方が死亡率が有意に減少したと報告されています[7]。また、ΔP が 15cmH₂O を超えると院内死亡率が上昇するとの報告もされており[8]、近年では意識された管理とされています。

●筋弛緩薬の投与と徹底した鎮静・鎮痛管理

『ARDS 診療ガイドライン 2021』では、中等度または重症の成人 ARDS 患者の早期に筋弛緩薬を使用することは、VALI や P-SILI を最小限にし、予後を改善させることが示唆されています。ただし、合併症も同時に考慮しながらの管理が必要となります。また、PADIS ガイドラインに沿ったアプローチも推奨されています[2]。

●ARDS のフェーズに合わせた看護ケア介入

重症 ARDS では、極度に酸素化能が低下している状態で高 PEEP 設定となっています。PEEP が解除されない看護ケアや管理が重要となります。また、通常でも看護ケアは組織の低酸素に影響を与えます（図6）[9]。よって、ARDS のフェーズに応じたケアの必要性や有効性の検討が求められます。

●実践

●肺保護戦略へのアプローチと体位管理

A さんに対しての肺保護戦略プランを立てました[9]（表3）[10]。下側肺障害に対し腹臥位が推奨されていますが、本症例では腹臥位に必要な人材確保ができないため前傾側臥位を行いました[10]（図7）。人工呼吸開始後に目標 pH の逸脱がみられましたが、ピーク圧は 27cmH₂O と上限近くになっていたため、呼吸数を 12 回/min から 18 回/min へ増やし吸気時間も 1.5 秒から 0.9 秒とし、内因性 PEEP に注意しながら呼吸管理を行いました（表4）。2 時間後から徐々に P/F 比の改善があったため、酸素濃度を減量し 4 時間後より前傾側臥位を開始しました。

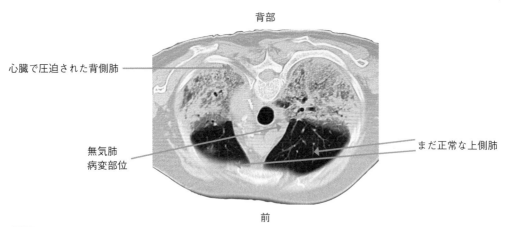

背部

心臓で圧迫された背側肺

無気肺
病変部位

まだ正常な上側肺

前

図7 体位管理：前傾側臥位の効果

表3 Aさんの肺保護戦略

A. 肺保護戦略

	推奨されている肺保護戦略	Aさんの肺保護戦略
一回換気量の制限	4～8mL/kg（標準体重）	6mL/kg = 246mL
プラトー圧 （ピーク圧）	≦ 30mmHg	≦ 30mmHg
ΔP（駆動圧）	≦ 15cmH₂O	≦ 15cmH₂O
PEEP	重症 ARDS：高めの PEEP（表 3-B）を参考	話し合いで低めの PEEP（表 3-B）を参考
pH の許容範囲	pH 7.2 まで許容	pH 7.2 まで許容
PaO₂	55～80mmHg	60～80mmHg
FiO₂	VILI 回避のため 0.6 以下を目標	0.6 を目標に早期に減量を意識する
体位管理	腹臥位	前傾側臥位
薬剤	吸気努力に応じて筋弛緩薬 適正な鎮静・鎮痛薬	エスラックス® プロポフォール、フェンタニル
ケア	酸素消費量を下げたケア介入	SpO₂ の低下や P/F 比の変化で判断

B. PEEP/ FiO₂（文献 10 より作成）

低めの PEEP 設定

FiO₂	0.3	0.4	0.4	0.5	0.5	0.6	0.7	0.7	0.7	0.8	0.9	0.9	0.9	1.0
PEEP	5	5	8	8	10	10	10	12	14	14	14	16	18	18～24

高めの PEEP 設定

FiO₂	0.3	0.3	0.3	0.3	0.3	0.4	0.4	0.5	0.5	0.5～0.8	0.8	0.9	1.0	1.0
PEEP	5	8	10	12	14	14	16	16	18	20	22	22	22	24

表4 人工呼吸器設定と血液ガス分析結果

	人工呼吸開始	人工呼吸2時間後	人工呼吸4時間後体位管理開始	人工呼吸1日目	人工呼吸2日目筋弛緩薬中断	人工呼吸4日目
モード	PCV	PCV	PCV	PCV	PCV	PSV
F_iO_2	1.0	1.0	0.7	0.6	0.4	0.4
呼吸数（回/min）	12	18	22	20	18	18
PEEP（cmH₂O）	18	18	14	10	10	8
PC above PEEP（ΔP）(cmH₂O)	12	12	12	15	14	12
一回換気量（mL）	210	200	260	280	300	330
SpO_2（%）	88	90	96	90	92	93
pH	7.249	6.950	7.226	7.261	7.301	7.580
PaO_2（mmHg）	57.9	70.2	98	78.1	80	86
$PaCO_2$（mmHg）	62.0	83.3	65.1	57.5	48.5	32.2
HCO_3^-（mmol/L）	27.1	28.2	27.0	22.5	23.5	24.0
Lac（mg/dL）	12	13	8	10	7	6

フィジカルアセスメントの キモ

❖ ARDSのフェーズを理解し、多職種で患者に合った肺保護戦略を考えましょう。

❖ 呼吸フィジカルから、自発呼吸が「害（P-SILI）」となるリスクを見抜きましょう。

❖ 酸素需給バランスを考えた看護ケアを実践しましょう。

●肺胞虚脱と酸素消費を避ける看護ケア

ΔPと換気量の関係性や流量波形の変化から、肺コンプライアンスをアセスメントしていきました。気管吸引では、閉鎖式吸引チューブを使用し肺胞虚脱を起こさないよう取り組み、ルーチンのケア時間はではなく、SpO_2や流量波形の変化などから患者のARDS病態に合わせたタイミングで、ケア内容と時間を決定していきました。

●PSV（プレッシャーサポート換気）に移行した管理

人工呼吸管理4日目にはAさんのP/F比は200となり、胸部X線画像からも重症ARDSからは脱していると判断されました。経時的にグラフィック波形とX線画像を合わせてみると肺胞の容量が増えていることがわかります（図5）。筋弛緩薬を中断した後、Aさんは痛みを訴えたため鎮痛薬の追加を行いました。聴診では、ファインクラックルとコースクラックルが混合していたため拘

束性換気障害の可能性を念頭に、人工呼吸のダブルトリガー波形の有無や圧波形の変化、呼吸補助筋の状態の観察を行いました。同時にリハビリも開始され、離床プロトコルに沿って実施されました。人工呼吸管理6日目には人工呼吸器からの離脱を行い高流量鼻カニュラ酸素療法（high flow nasal cannula oxygen therapy；HFNC）へ移行しました。

●評価

今回の症例では、NPPVから気管挿管へ移行するタイミングについて議論がなされました。どのタイミングが適切であったのか、チームでリフレクションが行われることはとても大切です。看護師はフィジカルアセスメントとモニタリングを駆使して、ARDSの病期や重症度の変化を見逃さず、適応した看護ケアを実践することが重症化回避につながるといえます。今回は触れていませんが、集中治療後症候群（post intensive care syndrome；PICS）は患者のみならず家族にも大きな影響を与えます。ARDSはPICSのリスク因子でもあります。患者にとってより良いQOLが維持・回復できるように、ARDSの病態に合わせ多職種で取り組んでいきましょう。

引用・参考文献

1) Ranieri, VM. et al. ARDS Definition Task Force Acute respiratory distress syndrome: the Berlin Definition. JAMA. 307（23），2012, 2526-33.
2) 3学会合同ARDS診療ガイドライン作成委員会編. ARDS診療ガイドライン2021. 日本集中治療医学会雑誌. 29（4），2022, 306-9. https://www.jsicm.org/publication/pdf/220728JSICM_ihardsg.pdf［2023. 10. 10］
3) Scala, R. et al. Noninvasive ventilation in acute respiratory failure: which recipe for success?. Eur Respir Rev. 27 (149), 2018, 180029.
4) Ferguson, ND. et al. The Berlin definition of ARDS: an expanded rationale, justification, and supplementary material. Intensive Care Med. 38（10），2012, 1573-82.
5) Brochard, L. et al. Mechanial Ventilation to Minimize progression of Lung Injury in Acute Respiratory Failure. Am J Respir Crit Care Med. 195（4），2017, 438-42.
6) 日本呼吸器学会NPPVガイドライン作成委員会編. NPPV（非侵襲的陽圧換気療法）ガイドライン. 改訂第2版. 東京，日本呼吸器学会，2015, 157p.
7) Acute Respiratory Distress Syndrome Network. et al. Ventilation with lower tidal volumes as compared with traditional tidal volumes for acute lung injury and the acute respiratory distress syndrome. N Engl J Med. 342（18）. 1301-8, 2000.
8) Amato, MB. et al. Driving pressure and survival in the acute respiratory distress syndrome. N Engl J Med. 372 (8), 2015, 747-55.
9) NIH NHLBI ARDS Clinical Network: Mechanical Ventilation Protocol Summary. http://www.ardsnet.org/files/ventilator_protocol_2008-07.pdf［2023. 10. 10］
10) 道又元裕編. クリティカルケア看護技術の実践と根拠. 東京，中山書店，2011, 79.

加藤美樹

ARDSのアセスメントチェックシート

発症の様子	●下記のどれか3つが当てはある場合はARDSを疑いましょう。 □ 急激な呼吸不全 　頻呼吸・奇異呼吸・SpO_2低下・努力呼吸 □ コースクラックル聴取 □ 酸素化：P/F比300以下 □ 胸部X線：心原性を否定する両側浸潤影 □ qSOFA：2点以上 □ ARDSのリスク因子の把握 　直接損傷：外傷、敗血症、熱傷など 　間接損傷：肺炎、溺水、肺挫傷など
進行具合	□ 軽症：200 < P/F比 ≦ 300 □ 中等症：100 < P/F比 ≦ 200 □ 重症：P/F比 ≦ 100 □ 吸気努力の増悪：重症度が進行している
性状（具体的な内容）	□ 急激な呼吸不全 　急速に進行する肺水腫により、呼吸困難や吸気努力を生じる □ 強い低酸素血症 　肺胞の圧が不均一となり血液分布異常や肺内シャント、拡散障害によりSpO_2の低下やP/F比の低下を生じる □ 重篤な全身状態 　・敗血症や多臓器不全が同時進行で発症している可能性あり 　・低血圧や頻脈、発熱などの症状が出現する 　・プロカルシトニンやプレセプシンの上昇
程度（痛みの程度）	●ARDSの原因となる直接損傷・間接損傷に伴う痛みの程度はさまざま。 ※クリティカルな状況では常に何かしらの痛みを伴う。
部位（異常がある部位はどこか）	□ 低酸素血症 □ 過度な呼吸補助筋の使用 □ 両側にびまん性の浸潤影

（加藤美樹）

増悪・改善因子（どうすると悪・良）	●改善因子 ☐ 多職種で肺保護戦略を計画 　一回換気量 4〜8mL/kg、プラトー圧 ≧ 30mmHg、ΔP ≦ 15cmH$_2$O、高 PEEP、pH7.2 まで許容、吸気努力に応じて筋弛緩薬・鎮静薬・鎮痛薬の投与 ☐ リクルートメントマヌーバー（肺胞リクルートメント手技）：40−40 法などさまざま ☐ 短期間の筋弛緩薬・適正な鎮静・鎮痛薬投与 ☐ 水分制限（ドライ管理） ☐ V-V ECMO：重症 ARDS 適応 ☐ 腹臥位・前傾側臥位 ☐ P/F 比に合わせた看護ケア・リハビリ導入 ☐ 閉鎖式吸引チューブの使用・回路外れ予防 ☐ 加温・加湿器の使用 ●増悪因子 ☐ ARDS 重症度に合わないデバイス選択（死亡率増加） ☐ 中等症・重症 ARDS のルーチン清潔ケア（酸素消費量の増加） ☐ 自発温存時の過度な吸気努力（P-SILI） ☐ 人工鼻の使用（急性期は死腔増、加温・加湿不足） ☐ 過度な筋弛緩薬や鎮静薬投与
随伴症状（副次的な症状）	☐ 多臓器不全の発症 → SOFA スコアリングで評価 ☐ ICU-AD（ICU-acquired delirium）（せん妄）の発症 ☐ ICU-AW の発症 ☐ PICS の発症

（加藤美樹）

❸ 肺血栓塞栓症の病態

＼これだけ❗サマリー／

➡ 下肢または骨盤内の静脈で形成された血栓の移動によるものが、肺血栓塞栓症の約90%を占めます。

➡ 特異的な症状や身体所見はなく、画像検査なしでは確定診断が困難です。

➡ 初回離床時や理学療法実施時に発症することが多いです。

➡ 発症早期の死亡率が高く、早期の診断・治療が重要です。

➡ 治療の基本は抗凝固療法です。

肺血栓塞栓症とは

肺血栓塞栓症（pulmonary thromboembolism；PTE）は、体内で形成された血栓が肺動脈に入り、肺動脈を閉塞させる疾患のことを指します。空気や脂肪などの血栓以外の物質による塞栓症も含めた場合、肺塞栓症（pulmonary embolism；PE）と呼びます。

PTEの約90%は、下肢または骨盤内の静脈で形成された血栓が移動したことにより発生しており、深部静脈血栓症（deep venous thrombosis；DVT）が原因のほとんどを占めているといえます。日本では心筋梗塞よりも死亡率が高く、また発症後早期に死に至ることが多い傾向にあり、早期発見と治療が重要となる疾患です[1]。

最近の動向

2011年の東日本大震災や2016年の熊本地震の際、避難所生活や車中泊者のPTE発症が増加したことをきっかけに、疾患に対する認識や予防への取り組みの重要性が広まりました。

最近では、新型コロナウイルス感染症（COVID-19）罹患後に高頻度で血栓症を合併すると報告されています[2]。厚生労働省が発表している『新型コロナウイルス感染症（COVID-19）診療の手引き』[2]では、DVTやPTEの予防として理学療法が基本とされています。しかし、日本循環器学会をはじめとする5学会が合同で提唱している『新型コロナウイルス感染症（COVID-19）における血栓症予防および抗凝固療法の診療指針』[3]では、医療関係者の感染リスク上昇が危惧されることから抗凝固療法使用下の理学療法は必須としない方針となっています。2023年5月より新型コロナウイルス感染症は5類感染症へと変更され、さまざまな制限が解除されたため、今後これらの方針は変更される可能性があると考えられます。

リスク

前述したように、PTE の約 90％は下肢または骨盤内の静脈で形成された血栓によるものであり、DVT のリスク要因がそのまま PTE の要因として挙げられます。DVT のリスクは Virchow の 3 徴候（血流の停滞・血管内皮細胞障害・血液凝固能亢進）で示されます（表1）。

特に ICU 入室患者はこの 3 徴候を満たすことが多く、入室患者の約 2〜4 割に血栓がみられていると報告があり特に注意が必要です。

臨床的確率の評価指標としては、Wells スコア、ジュネーブ・スコア、改訂ジュネーブ・スコアなどが用いられます。

症状

発症患者の約 90％は有症状です。**呼吸困難・胸痛・頻呼吸**、さらに**頻脈・失神・低酸素血症・血圧低下**など、PTE に伴う**右心不全**（見てわかる：右心不全の病態と症状）やガス交換障害に関連する多様な症状が生じます。しかし、これらは他疾患でも認める症状であり、PTE に特異的な症状はありません。

発生状況は、術後の初回離床時・歩行・理学療法実施時など特徴的であり、特異的な症状がない中で PTE を鑑別する判断材料として重要な情報となります。

●右心不全徴候

肺動脈の本管・分岐部など太い部分に閉塞が起こった場合、右室の後負荷が急激に増加するため右心不全をきたします。右心不全では、頸静脈の怒張や下腿の浮腫がみられるほか、吸気時に増強する右心性Ⅲ音・Ⅳ音を認めます。

右心不全に伴い左心への流入血液量が低下し、心拍出量の減少を引き起こした場合、左心不全を併発します。左心不全では、頻脈・血圧低下・頻呼吸・顔面蒼白・強い疲労感・意識障害などがみられます。また、肺うっ血に伴い咳嗽や血痰などが観察され、呼吸音として断続性ラ音が聴取されることがあります。

表1　Virchow の 3 徴候

Virchow の 3 徴候	原因
血流の停滞	長期臥床、下肢麻痺、肥満、加齢、全身麻酔
血管内皮細胞障害	術侵襲、外傷、喫煙、カテーテル治療
血液凝固能亢進	脱水、悪性腫瘍、感染症、熱傷、経口避妊薬使用

見てわかる 👀 右心不全の病態と症状

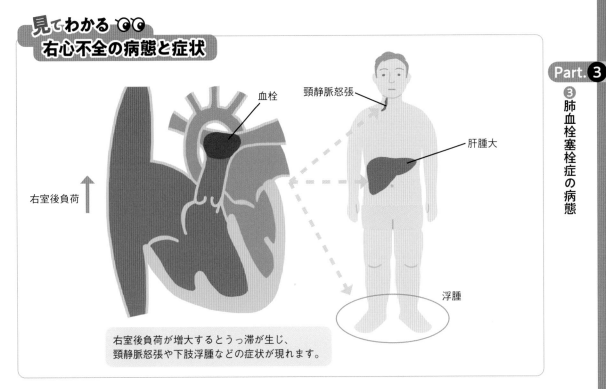

血栓

頸静脈怒張

肝腫大

右室後負荷

浮腫

右室後負荷が増大するとうっ滞が生じ、頸静脈怒張や下肢浮腫などの症状が現れます。

● ガス交換障害

肺動脈の塞栓に伴う換気血流比不均衡や肺梗塞に伴う死腔換気の増加により低酸素血症をきたし、頻呼吸・呼吸音の減弱などを認めます。また、頻呼吸が続くことにより低二酸化炭素血症・呼吸性アルカローシスとなることがあります。可能であれば動脈血液ガス分析での酸素化・換気化の評価を行いましょう。右心不全の悪化により左心不全を合併すると肺うっ血による拡散障害を生じ、ガス交換障害が重篤化することが予想されます。

● 胸痛

末梢肺動脈閉塞では息を吸う際に痛みが増強する胸膜痛、中枢肺動脈閉塞では右室の虚血に伴い胸骨後部痛を呈する場合があります。しかし、胸痛と呼吸困難を示す疾患は心筋梗塞・気胸・肺炎・大動脈解離など多岐にわたるため、それらとの鑑別が重要となります。胸痛を生じる疾患の多くは心電図変化をきたしますが、PTE では右脚ブロック・前胸部誘導における陰性 T 波など、右心負荷を示唆する心電図所見を認めます。

● DVT 症状の観察

PTE は DVT に関連して発症することがほとんどであり、前兆として DVT 症状がみられる可能性があります。下肢の浮腫・暗赤色への色調変化・腫脹・圧痛、Homans 徴候を観察します。Homans 徴候は、疼痛を認める場合を陽性とし、血栓があると考えられます（図）。

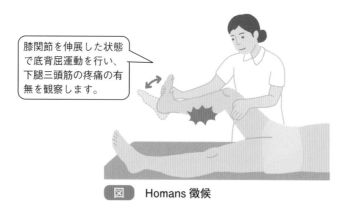

膝関節を伸展した状態で底背屈運動を行い、下腿三頭筋の疼痛の有無を観察します。

図 Homans 徴候

フィジカルアセスメントの キモ

❀ PTE に特異的な症状はありませんが、約 90％は有症状であり、早期診断と治療開始のためさまざまな症状から総合的にアセスメントしていくことが重要になります。

❀ 特に右心不全、ガス交換障害、DVT に関連した症状を呈することが多いため、それらの症状が現れる場合には早期に PTE を疑うことが大切です。

検査と診断

　致死的疾患のため早急な診断と治療開始が望まれますが、特異的な症状や身体所見がないことから診断が困難です。しかし、発症患者の約 90％は有症状であり、疑わしい場合には積極的に検査を行うことが早期診断につながります。検査は、スクリーニングとして血液検査（D ダイマー）・胸部 X 線・心エコー検査などを行った後、画像検査を行い診断します。主に造影 CT が用いられますが、肺シンチグラフィー・肺動脈造影などを行う場合もあります。

重症度分類

　治療方針は、重症度により異なるため、PESI スコア・簡易版 PESI スコアなどの指標を用います。他にもさまざまな分類がありますが、主に循環動態と右室機能障害の有無で評価を行います。右室機能は、バイオマーカーとして脳性ナトリウム利尿ペプチド（BNP）、画像検査とし心エコー検査や CT を用いて評価します[4]。

治療

　治療は、血栓に対するものと合併症状に対するものの大きく 2 つに分けられます（表 2）。血栓に対する主な治療は抗凝固療法ですが、重症度や他疾患などにより選択されます。また、合併症状は右心不全・ガス交換障害に伴うものが多く、これらに対する治療を行います。

表2 血栓に対する治療と合併症状に関する治療

血栓に対する治療	
抗凝固療法	非経口抗凝固薬（ヘパリンなど）や直接作用型経口抗凝固薬（directly acting oral anticoagulants；DOAC／プラザキサ®・イグザレルト®・エリキュース®・リクシアナ®）
血栓溶解療法	rt-PA 静注療法
カテーテル的血栓除去術（catheter assisted thrombus removal；CATR）	血栓吸引術・血栓破砕術
下大静脈フィルター留置	
外科的治療	人工心肺装置使用による体外循環下での直視下肺塞栓摘除術
合併症状に対する治療	
酸素療法	酸素化の改善
人工呼吸器装着	ガス交換障害の改善 注）胸腔内圧による静脈環流低下に伴い右心不全悪化が懸念されるため、呼気終末陽圧（PEEP）付加には注意が必要
NO 吸入療法	肺血管の拡張
薬物療法	輸液負荷は避け、血管作動薬や強心薬を使用
補助循環	心停止や重篤な血圧低下をきたす場合は V-A ECMO を使用検討

予防

　PTE の予防は DVT の予防に準じます。早期離床や可能な範囲での下肢の運動、弾性ストッキング着用・間欠的空気圧迫法の実施、高リスクの場合は抗凝固薬療法を行います。

おわりに

　PTE は発症患者の約 90% に何らかの症状があるにもかかわらず、特異的な症状がないことから早期発見が難しい疾患です。しかし、発症早期の死亡率は高く、症状の観察やアセスメント、早期の治療開始が非常に重要となります。

引用・参考文献

1) 日本医療安全調査機構. 医療事故の再発防止に向けた提言 第2号. 急性肺血栓塞栓症に係る死亡事例の分析. 2017. https://www.medsafe.or.jp/uploads/uploads/files/teigen-02.pdf［2023. 10 .10］
2) 厚生労働省. 新型コロナウイルス感染症 COVID-19 診療の手引き. 第9版. 2023. https://www.mhlw.go.jp/content/000936655.pdf［2023. 10 .10］
3) 日本静脈学会ほか. 新型コロナウイルス感染症（COVID-19）おける血栓症予防および抗凝固療法の診療指針（2022年6月13日版 Version 4.0）. https://www.j-circ.or.jp/cms/wp-content/uploads/2022/06/JCS_notice_20220627_1.pdf［2023. 10 .10］
4) 日本循環器学会ほか. 肺血栓塞栓症および深部静脈血栓症の診断、治療、予防に関するガイドライン（2017年改訂版）. 2020, 16. https://www.j-circ.or.jp/cms/wp-content/uploads/2017/09/JCS2017_ito_h.pdf［2023. 10 .10］

石原紗彩

❹ 肺血栓塞栓症のアセスメント&ケア

ケース紹介

● A さん、40 代、女性、身長 155cm、体重 74kg、BMI 30.8

● 既往歴：なし

● 喫煙歴：なし

● 現病歴：両側卵巣嚢腫と診断され、腹式両側卵巣嚢腫摘出術が施行された（右卵巣嚢腫の内容量 600mL、左卵巣嚢腫の内容量 4,500mL）。

● 経過（1 病日目〔初回離床〕）

11：20　端座位にて血圧 114/62mmHg、心拍数 100 回/min、SpO_2 99%。

11：22　立ち上がろうとし意識消失。眼球上転がみられすぐにベッドへ臥床。血圧 60/34mmHg であったため下肢挙上。心拍数 102 回/min、SpO_2 93% のため、酸素投与 5L/min を開始し、意識はすぐに回復し血圧 98/66mmHg、心拍数 100 回 /min、SpO_2 98% へ。

11：25　医師へ報告したところ起立性低血圧が疑われたため補液し、$SpO_2$100% にて酸素投与を中止。

11：35　SpO_2 88〜90% と低下したため医師へ報告し、酸素 3L/min を投与開始。胸部 X 線、血液検査施行。

12：40　血圧 78/44mmHg、心拍数 108 回/min、SpO_2 99%、血圧低値のため補液を追加。

13：30　「なんだか胸が重たい感じが続いています。息もなんとなく吸いにくい感じがあって」と訴えられた。心電図検査施行、採血を追加（TnI、CK-MB、Myo、NT-proBNP）。

14：00　造影 CT 検査を施行。

初回離床で気をつけるポイント

　初回離床時の合併症には、起立性低血圧や肺塞栓、不整脈があります。中でも、急性肺血栓塞栓症（pulmonary thromboembolism；PTE）では根拠となる特異的な症状はなく、診断が遅れることがあります。しかし、急性 PTE と診断された症例の 90% は症状から疑われており、診断の手がかりとして症状の理解は必要になります。主症状は呼吸困難と胸痛ですが、無症状のこともあり特異的ではないため、さまざまな症状からの臨床推論により総合的なアセスメントが必要になります[1]。

　それでは A さんの症例をみてみましょう。A さんは離床時に意識消失、血圧低下と SpO_2 がやや低下しています。また後に胸痛と呼吸困難感を訴えています。あなたが A さんの受け持ち看護師だったら何を考えますか？ 血圧が低下しているので起立性低血圧も考えられますが、SpO_2 も低下しています。先述しましたが、PTE は無症状のこともあり特異的な症状はないため、肺血栓塞栓症を

否定することはできません。

　では、この時点（ケース紹介内下線時点）で、医師へどのように報告しますか？ 起立性低血圧だと考えて医師へ報告するならば「離床時に血圧が低下し意識消失しましたが、臥床しすぐに戻りました」となるでしょう。そうすると医師も起立性低血圧だと考え、補液をしよう、あるいは安静臥床で経過観察かとなるでしょう。しかし、ここで肺血栓塞栓症を疑ったとしたら、患者に何を問診しますか？ 胸痛や呼吸苦の有無、ほかに何か変わった症状がないかを聞くことができます。そこで「なんだか胸が重たい感じが続いています。息も吸いにくい感じがあって」との訴えをもっと早くにキャッチでき、肺血栓塞栓症を疑うことができます。

　では、肺血栓塞栓症を疑った場合のSBAR法（S：状況、B：背景、A：評価、R：提案）で報告してみましょう。「(S) Aさんですが、離床時に意識消失し血圧が60台へと低下しました。すぐに臥床し意識は回復し血圧は90台へと上昇していますが、胸部圧迫感と呼吸困難感を訴えています。(B) Aさんは昨日卵巣嚢腫でOPEをして、今回初回離床でした。(A) 起立性低血圧以外に胸痛や呼吸困難感もあるので肺血栓塞栓症も考えられます。(R) 至急診察をお願いします。また、採血や画像検査など必要があれば指示をお願いします。」とできるでしょう。

●看護のポイント

　初回離床時の意識消失や血圧低下、SpO_2の低下、胸痛や呼吸困難感が出た場合は、肺血栓塞栓症を疑います。非特異的な症状をきたすこともありますが、命に関わる重大な疾患なので、常にこの疾患を頭に入れておき、次のステップへと進むことが肺血栓塞栓症の診断には重要です。

　あなたがどんな症状を疑うか、何がなければ除外するか、報告の仕方で、検査や治療が変わります。

リスク因子を事前に確認する

　リスク因子を知ることは、肺血栓塞栓症の早期発見において非常に有用です。初回離床時に肺血栓塞栓症を起こす可能性は高いので、まずは患者にリスク因子[2]があるのかを事前に確認しておくことが必要です（表1）。Aさんの場合、全身麻酔の手術後であること、肥満であることがリスク因子として挙げられます。また左側は巨大な卵巣嚢腫であったことから、術前よりリンパ管の圧迫や静脈の還流障害により、左総腸骨静脈から大腿静脈にかけてなどの深部静脈血栓形成のリスクが高い状態であったことが考えられます。

　病歴やリスク因子、診察所見から、検査前に肺血栓塞栓症が存在するかどうかの可能性を推定する評価法として、「簡略化されたPTE検査前臨床的確率の評価法」（肺血栓塞栓症および深部静脈血栓症の診断，治療，予防に関するガイドライン〔2017年改訂版〕[3]参照）のスコアリングがあります。Aさんの場合、Wellsスコアでは2点、改訂ジュネーブ・スコアでは3点となり、臨床的確率は中等度から高度と算出されます。

表1	深部静脈血栓のリスク因子	
血流停滞	長期臥床 肥満 妊娠 心肺疾患（うっ血性心不全、慢性肺性心など） 全身麻酔 下肢麻痺、脊椎損傷、下肢ギプス包帯固定 加齢 下肢静脈瘤
血管内皮障害	各種手術、外傷、骨折 カテーテル検査・治療 血管炎、膠原病 喫煙 静脈血栓塞栓症の既往
血液凝固能亢進	悪性腫瘍 妊娠・出産後 各種手術、外傷、骨折 薬物（経口避妊薬，エストロゲン製剤など） 感染症 ネフローゼ症候群 脱水

※ A さんに当てはまるリスク因子を赤字で示した。

●看護のポイント

　Wells スコアや改訂ジュネーブ・スコアを用いて、患者の状況を共通認識することが重要です（スコアについては、「肺血栓塞栓症および深部静脈血栓症の診断、治療、予防に関するガイドライン〔2017 年改訂版〕」参照）。スコアリングの確認をすることや、事前にリスクを知っておくことで早期発見や対応ができます。どちらの診断基準にも呼吸に関する項目が入っていないですが、呼吸状態の観察は肺血栓塞栓症の発見のためにも特に必要となります。呼吸回数はしっかり観察していきましょう。

採血からわかること

　血液検査からは、術後より D ダイマーが上昇しています（表2）。術前の D ダイマーは正常であることから、周術期に血栓が形成された可能性があります。D ダイマーは、炎症、腫瘍、消化管出血、臓器出血、リンパ液のうっ滞などでも上昇するため、必ずしも深部静脈血栓症や肺血栓塞栓症と確定診断することはできません。しかし、D ダイマーが正常であれば肺血栓塞栓症を否定することができます。

　血液ガスでは、低酸素血症、低二酸化炭素血症、呼吸性アルカローシスが特徴的な所見になります。A さんは酸素 3L/min 投与下で PaO_2 は 80.1 mmHg と低値となっています。肺動脈の閉塞によって肺血流量が低下し、低酸素血症をきたしています。しかし、肺血栓塞栓症を起こした患者の30% は低酸素血症を呈さないこともある[4]ので注意が必要です。

表2　Aさんの血液検査の結果

項目	術前	1病日目の朝	急変時	急変8時間後
ヘモグロビン（g/dL）	10.4	8.3	7.9	7.9
血小板（10^3/mm^3）	392	272	268	268
PT（%）	96	81	66	66
APTT（秒）	30.4	31.5	32.2	32.2
フィブリノーゲン定量（mg/dL）	273	283	296	―
Dダイマー（μg/mL）	1.1	11.2	16	―
CK	47	51	49	79
pH			7.45	7.45
PaO$_2$（mmHg）			80.1	96
PaCO$_2$（mmHg）			33	33.2
HCO$_3^-$（mmol/L）			21.4	21.6

PT：プロトロンビン活性、APTT：活性化部分トロンボプラスチン時間

ほかの検査からわかること

● 胸部X線：心拡大あり、肺門部肺動脈拡大（ナックルサイン）あり（図）。
● 心電図：118回/min、洞調律、Ⅱ、Ⅲ、aVF、V1〜5 陰性T波。
● 造影CT：肺動脈主幹部から右肺動脈に高度の造影欠損像あり、左肺動脈末梢に造影欠損像
　あり。下肢静脈には粗大な欠損なし。
● 心エコー：左室駆出率55%、軽度〜中等度の三尖弁逆流あり、D-shape ＋＋、下大静脈拡
　大あり。

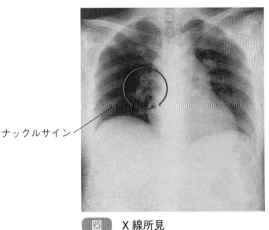

ナックルサイン

図　X線所見

心電図では、Ⅱ、Ⅲ、aVF、V1〜5 陰性 T 波が出現しています。トロポニン I（TnI）は上昇していませんが、胸痛もあり急性冠症候群も疑われます。そのため、採血が追加されました。心筋トロポニン＜ 0.01、クレアチニンキナーゼ（CK）− MB ＜ 2.0、ミオグロビン（Mb）64 ng/mL、N 末端プロ脳性ナトリウム利尿ペプチド（NT-proBNP）56 pg/mL であり、採血上、心筋梗塞は否定的であると考えます。

　しかし、急性冠症候群を鑑別するためには心エコーでの確認が必要となります。エコーの結果、右室圧上昇により右室が拡大し、心房中隔が偏位して左室が圧排され D-shape が確認されました。また右室拡大により三尖弁閉鎖不全もみられています。また X 線からは心拡大と肺血栓塞栓症でみられるナックルサインが確認できます。

　これらの検査から肺血栓塞栓症が疑われ、造影 CT により肺血栓塞栓症と診断されました。

肺血栓塞栓症の診断後の対応と経過

　血栓溶解療法（t-PA 療法）も検討する血栓の量でしたが、術後であり出血のリスクが高いため、ヘパリンの持続投与が開始となりました。急変のリスクも高いため一般病棟から ICU へと移動となり、A ラインを挿入しモニタリングが開始となりました。連日血液検査を実施し APTT を 1.5〜2.5 倍にコントロールし、ヘパリンの流量を変更しました。術後 4 病日目にイグザレルト® の内服が開始となり、ヘパリン投与は中止となりました。血圧は 114/80mmHg、心拍数も 86 回 /min と頻脈は改善し、酸素需要も消失したため、酸素投与は中止となり、離床が開始となりました。

ケアの実践

　血栓溶解療法時に最も重要な合併症は出血であり、その発症率は 3〜10％ と報告されています。A さんは術後であり、再出血のリスクはさらに高くなります。出血傾向となるため、創部や腹部の膨満感、ドレーンからの排液量や性状、バイタルサインに注意が必要です。清拭や口腔ケア時に出血がないよう、日常生活の指導と観察をしていきましょう。また患者は呼吸困難や疼痛による不安、死への恐怖を感じることがあります。精神的な支援や疼痛コントロールもしていきましょう。

　残存血栓がある場合は、初回離床時に再度肺血栓塞栓症を起こす恐れがあります。深部静脈血栓症をチェックする場合は、腫脹や Homans 徴候の有無など下肢の視診や触診が必要です。また離床時には血圧・心拍数・SpO$_2$・呼吸数・胸痛や呼吸苦などの自覚症状を確認しながら進めていきましょう。

フィジカルアセスメントの 🍀 キモ

- 🍀 初回離床時には、肺血栓塞栓症のリスクがあることを念頭に置いておきましょう。
- 🍀 スコアリングの確認をすることや、事前にリスクを知っておくことで早期発見や対応ができます。
- 🍀 症状が非特異的であるため、離床時の血圧や SpO_2 の低下は肺血栓塞栓症を疑う必要があります。
- 🍀 スクリーニング検査として、胸部 X 線、心電図、動脈血液ガス分析、心エコー、血液検査を行い、急性冠症候群との鑑別も必要です。
- 🍀 抗凝固療法中は出血傾向に注意しましょう。
- 🍀 急変のリスクもあり、血圧や心拍数のモニタリングと呼吸状態の観察が必要です。

引用・参考文献

1) 日本循環器学会ほか. "症状". 肺血栓塞栓症および深部静脈血栓症の診断, 治療, 予防に関するガイドライン (2017 年改訂版), 12. https://js-phlebology.jp/wp/wp-content/uploads/2020/08/JCS2017.pdf [2023. 10. 6]
2) 前掲書 1, "危険因子". 7.
3) 前掲書 1, "臨床的確率 (clinical probability) の評価法". 13.
4) Paul L. Marino. ICU ブック. 第 3 版. 稲田英一監訳. 東京, メディカル・サイエンス・インターナショナル, 2008, 71-83.
5) 日本集中治療医学会看護テキスト作成ワーキンググループ. 集中治療看護師のための臨床実践テキスト：疾患・病態編. 東京, 真興交易, 2018. 162-3.
6) 青柳智和. 洞察力で見抜く急変予兆〜磨け！アセスメントスキル〜. 細谷真人監修. 茨城, ラプタープロジェクト, 2020, 220-4.

土佐谷 忍

離床の前に まず確認	●採血データ（D ダイマー） ●リスク因子の確認 　□長期臥床　　　□肥満　　　□全身麻酔 　□下肢麻痺　　　□脊椎損傷　　　□下肢静脈瘤 　□喫煙　　□深部静脈血栓症の既往　　　□脱水　　　□手術 ●バイタルサイン、下肢の浮腫の有無、Homans 徴候の確認
リスクを 確認した上で 離床開始	●離床時のバイタルサインの変化 　□SpO_2 の低下　　　□頻呼吸・呼吸パターン 　□チアノーゼ　　　□頻脈　　　□血圧低下　　　□意識状態 ●自覚症状の有無 　□胸痛　　　□呼吸困難感　　など ●身体症状の有無 　□失神　　　□咳嗽　　　□血痰　　　□動悸 　□喘鳴　　　□冷汗　　　□不安感
症状出現時	●診断に迷うときは、Wells スコアや改訂ジュネーブ・スコアを用いて検査前臨床的確率の評価を行う。 ●臨床症状、臨床所見、発症状況、リスク因子の有無などから肺血栓塞栓症ではないか、とにかく疑いを持つ。 ●医師へ報告する。 ●肺血栓塞栓症を疑うときのスクリーニング検査： 　胸部 X 線、心電図、D ダイマー、心エコー、造影 CT 　（D ダイマーが正常であれば肺血栓塞栓症は除外できる）

＊典型的な症状、身体所見、検査所見に乏しいため、疑いの眼をもつことが肝要！

（土佐谷 忍）

⑤ 自然気胸の病態

＼ これだけ❗サマリー ／

➡ 明らかな誘因がなく突然発症する気胸を自然気胸と呼び、特発性（原発性）自然気胸と続発性自然気胸とに分けられます。

➡ 特発性自然気胸は基礎疾患がない 10〜30 代の高身長、痩せ型の男性に多く、続発性自然気胸は基礎疾患のある高齢者に多いです。

➡ 胸部 X 線検査では肺血管陰影のない透過性の亢進した領域と虚脱した肺を認め、虚脱の程度で重症度を判断します。

気胸とは

　正常な肺は臓側胸膜という薄い膜に覆われており、胸郭の内側は壁側胸膜という薄い膜に覆われています。この臓側胸膜と壁側胸膜との間の空間を胸膜腔（胸腔）と言い、胸膜腔には 2 枚の胸膜の潤滑を助けるため少量の胸膜液が存在します。また、胸膜腔内は常に－5〜－8cmH₂O の陰圧に保たれているため胸郭の動きに合わせて肺は膨らむことができます。

　気胸とは、胸の中で肺を包む胸膜（肋膜）腔の中に空気がたまる状態です[1]。気胸には、明らかな誘因がなく突発的に発症する自然気胸、交通事故などの外傷によって生じる外傷性気胸、医療行為が原因で生じる医原性気胸に大別されますが、ここでは気胸の中で最も多い自然気胸について述べていきます。

● 自然気胸とは

　自然気胸は基礎疾患の関連の有無で、特発性（原発性）自然気胸と続発性自然気胸に分けられます。特発性自然気胸はブラ（Bulla）やブレブ（Bleb）と呼ばれる空気のたまった袋が破れることで臓側胸膜に穴が開き、胸腔内に空気が流入することで起こります（見てわかる：自然気胸の病態）。

　続発性自然気胸は長身・痩せ型の 10〜30 代男性に多く、再発率が 30 ％と高いことが特徴です。一方、続発性自然気胸は肺気腫や慢性閉塞性肺疾患（COPD）などの基礎疾患に伴って起こるため、比較的高齢者に多いことが特徴です（表）。

● 自然気胸の症状

　気胸の程度が軽度であれば無症状なこともありますが、主な症状として突然の胸痛や乾性咳嗽、呼吸困難が挙げられます。気胸の程度が重度になるほど症状も強くなり、頻呼吸や経皮的動脈血酸素飽和度（SpO₂）低下、チアノーゼなどの呼吸障害をきたします。さらに胸腔に大量の空気が流入することで、肺だけでなく心血管も圧迫するため血圧低下や意識障害、ショックをきたす緊張性気

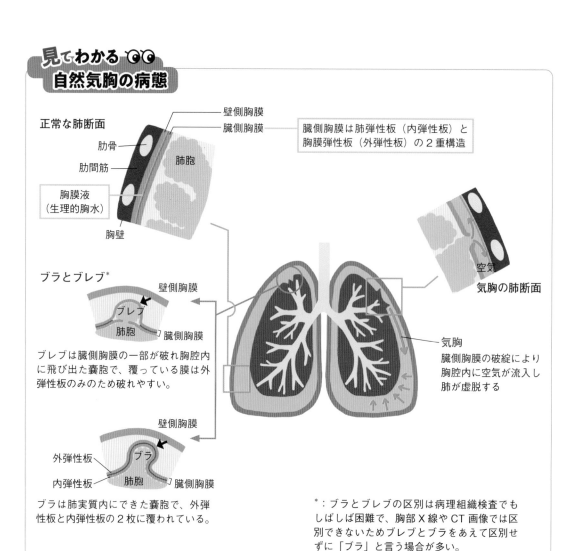

見てわかる 👀 自然気胸の病態

正常な肺断面

肋骨
肋間筋
肺胞
胸膜液（生理的胸水）
胸壁

壁側胸膜
臓側胸膜

臓側胸膜は肺弾性板（内弾性板）と胸膜弾性板（外弾性板）の2重構造

空気

気胸の肺断面

気胸
臓側胸膜の破綻により胸腔内に空気が流入し肺が虚脱する

ブラとブレブ*

壁側胸膜
ブレブ
肺胞
臓側胸膜

ブレブは臓側胸膜の一部が破れ胸腔内に飛び出た嚢胞で、覆っている膜は外弾性板のみのため破れやすい。

壁側胸膜
外弾性板
内弾性板
ブラ
肺胞
臓側胸膜

ブラは肺実質内にできた嚢胞で、外弾性板と内弾性板の2枚に覆われている。

*：ブラとブレブの区別は病理組織検査でもしばしば困難で、胸部X線やCT画像では区別できないためブレブとブラをあえて区別せずに「ブラ」と言う場合が多い。

表　自然気胸の原因と特徴

	原因	特徴
特発性（原発性）自然気胸	基礎疾患など特定の理由がなく発生する気胸	長身・痩せ型で10〜30代男性に多い。再発率は30％ほどと高い
続発性自然気胸	肺気腫やCOPD、異所性子宮内膜症*などの基礎疾患に伴って発生する気胸	比較的高齢男性に多い。喫煙と関連が大きい。既存の肺病変があるため治療に難渋することがある

＊：女性の続発性自然気胸として肺胸膜や横隔膜に存在する異所性子宮内膜組織が月経周期に合わせて剝離することで起こる月経随伴性気胸（右側に好発）や、リンパ脈管筋腫症（LAM）によるものが代表的です。両者とも女性ホルモンが関与していると考えられており、妊娠可能年齢で好発します。

胸と呼ばれる状態になります。初めは軽度の気胸であっても緊張性気胸に進行し心停止に至ることもあるため、症状の変化を観察することが重要です。

●緊張性気胸

　気胸により胸腔内に漏れた空気が肺や心血管を圧迫している状態であり、すべての気胸において緊張性気胸となる可能性があります。原因として、肺から空気が漏れる部位が「チェックバルブ」という一方向だけに作用する弁のような構造となるためだと考えられています[2]（図1）。心停止の原因になるため迅速で適切な処置が必要となります。

●診断と重症度

　最も確実な診断手法はCT検査ですが、一般的に診断や重症度の判定は胸部X線検査で行われます（図2）[3]。胸部X線検査では肺野に肺血管陰影がない透過性の亢進した領域とその内側に虚脱した肺が確認できます。近年では超音波検査による診断手法も広まってきており、特に救急・集中治療領域では早期診断と迅速な処置につながることが期待されています[4]。

●気胸の治療

　気胸の主な治療には安静、胸腔穿刺、胸腔ドレナージ、外科手術、胸膜癒着術があり、症状や重症度、治療経過などによって決定されます。軽度の気胸で症状がない場合は安静により自然治癒を待ちます。安静でも改善がみられない場合や強い胸痛や呼吸困難、SpO_2低下など中等度～重度の状態では胸腔穿刺、胸腔ドレナージを行います。胸腔穿刺、胸腔ドレナージ後も気胸の改善がない場合や何度も再発を繰り返してしまう場合、さらに両側気胸の場合は外科手術を行います。全身状態不良や術前低肺機能、肺組織の脆弱性がある場合は手術困難なため、胸膜癒着術が行われます。

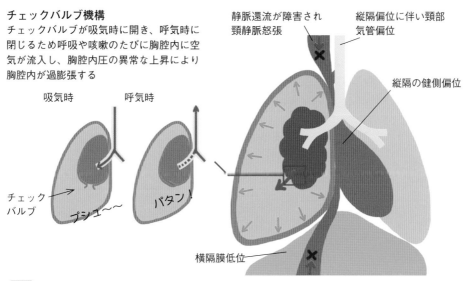

チェックバルブ機構
チェックバルブが吸気時に開き、呼気時に閉じるため呼吸や咳嗽のたびに胸腔内に空気が流入し、胸腔内圧の異常な上昇により胸腔内が過膨張する

吸気時　　　呼気時

チェックバルブ

プシュ～～

パタン！

静脈還流が障害され頸静脈怒張

縦隔偏位に伴い頸部気管偏位

縦隔の健側偏位

横隔膜低位

図1　緊張性気胸

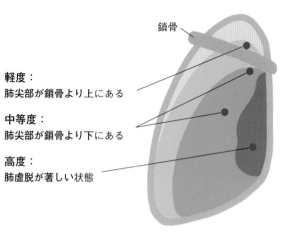

鎖骨

軽度：
肺尖部が鎖骨より上にある

中等度：
肺尖部が鎖骨より下にある

高度：
肺虚脱が著しい状態

図2 気胸の重症度（文献3より作成）

フィジカルアセスメントの キモ

🍀 突然の胸痛と呼吸困難は気胸を疑い、呼吸音を確認します。

🍀 気胸では患側の呼吸音減弱が確認できます。

🍀 緊張性気胸の所見（バイタルサイン異常、頸静脈怒張、頸部気管偏位）を見逃さず緊急度を
判断します。

フィジカルアセスメントのポイント

フィジカルアセスメントを行う場面として、確定診断がついている場合とそうでない場合があります。いずれの場合でも知識と技術を活かして、患者の訴えや症状、身体所見から病態を予測し、緊急度を判断し対応する必要があります。

●突然の胸痛と呼吸困難は気胸を疑え

自然気胸は明らかな誘因がなく突発的に生じるため、患者は突然の胸痛や呼吸困難を自覚します。胸痛は患側に生じ、痛みの移動はありません。呼吸困難は、強い胸痛のため深く呼吸できないことや肺の虚脱による換気障害やガス交換障害により生じます[6]。突然の胸痛と呼吸困難の訴えがあれば、ほかの疾患とともに気胸の存在も疑ってアセスメントを進めましょう。

ほかの疾患として胸痛を主訴とする代表的なものには急性冠症候群、大動脈解離、肺塞栓、緊張性気胸がありますが、いずれも死に至る可能性があります。突然の胸痛に加えて呼吸困難がある場合、まずは命に関わる病態が隠れている可能性があると考えて対応することが重要です。

●気胸を疑ったら呼吸音を確認

自然気胸では患側の呼吸音減弱が確認できます。肺野全体を聴診することが重要ですが、肺尖部

に気胸が起こりやすいことや、漏れ出た空気は上肺野にたまることが多いため、特に上肺野の呼吸音減弱の有無を確認しましょう（図3）[5]。

　なお、胸痛や呼吸困難を訴えた場合、打診や触診により症状を悪化させる可能性もあるため、問診→聴診→視診→打診→触診と行う場合があります。

●緊急度を判断せよ

　自然気胸は「気胸とは」の項で述べたように、軽度であれば無症状で経過し自然治癒することも多い病態です。しかし緊張性気胸の場合は心停止に陥る可能性があり、画像診断を待たずに胸腔減圧など迅速な処置を行います。そのため疾患をよく理解し、緊急度や重症度をアセスメントし対応する必要があります。緊張性気胸では胸痛、呼吸困難だけでなく、呼吸促迫、SpO_2低下、頻脈、血圧低下などバイタルサインの異常が生じます。視診では、静脈還流が障害されるため頸静脈怒張が確認できます。また打診では患側肺全体で鼓音を呈します。触診では縦隔偏位に伴い頸部気管偏位を確認できます（図4）[6]。このような所見がみられたらすぐに医師に報告し、緊急処置の準備を行いましょう。

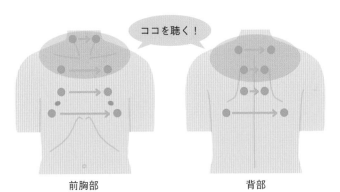

図3　自然気胸の聴診部位（文献5を参考に作成）

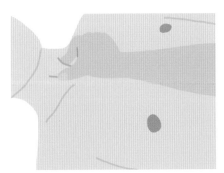

図4　気管偏位の触診（文献6を参考に作成）
第1指と第2指で気管を胸骨上窩まで確認する

問診
- 突然の胸痛（痛みは強く、患側に生じる、発症時期を正確に言える*）
- 呼吸困難（強い痛みで深く吸えない、肺虚脱による換気障害やガス交換障害）
- 乾性咳嗽
- ※もともと呼吸機能が悪い場合や緊張性気胸では著しい呼吸困難を生じ、死をイメージするため安楽な体位の工夫や不安緩和が重要。

バイタルサインの変化
脈拍：頻脈（→徐脈）
呼吸：呼吸促拍、SpO₂低下、チアノーゼ
血圧：上昇（→低下）
意識レベル：呼吸・循環動態の悪化に伴い低下

聴診
- 患側の呼吸音減弱（坐位では上肺野、臥位では腹側**）
- 緊張性気胸では呼吸音減弱または消失（患側肺の完全虚脱）

視診
- 胸郭運動の左右差（気胸により患側の肺が膨らみにくくなる）
- 緊張性気胸では患側胸郭の膨隆、頸静脈怒張（流入した空気により胸腔内圧が上昇し静脈還流が障害）
- 呼吸補助筋の使用（努力呼吸の有無）

触診
- 患側にかけて皮下気腫（皮下組織に空気が漏れるため）
- 緊張性気胸では頸部気管偏位（患側の反対側に偏位）

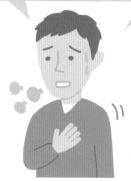

特発性：10〜30代の長身・痩せ型・男性に好発
続発性：高齢男性、喫煙者に好発

打診
- 患側で鼓音（坐位では上肺野、臥位では腹側**）
- 緊張性気胸では高度な鼓音

図5　自然気胸の症状と身体所見のまとめ

*：自然気胸は明らかな誘因がなく突発的に発症するため、「昨日、朝起きたとき」など胸痛の発症時期を正確に自覚していることが多い。
**：ブラやブレブが肺尖部に生じやすいことや流入した空気が上にたまるため。

●皮下気腫はマーキング

　空気が皮下組織に漏れることで皮下気腫が生じます。自然気胸において皮下気腫の拡大は、気胸の増悪やドレナージ不足が考えられます。そのため皮下気腫の部位をマーキングし、拡大の有無を確認していくことが重要です。

おわりに

　自然気胸の症状と身体所見のまとめを図5に示しました。自然気胸では突然の胸痛や呼吸困難が生じるため、患者は恐怖や不安を抱えることが考えられます。特に特発性自然気胸は若い男性に好発するため病院や入院生活に慣れていないことも多く、不安が大きくなります。フィジカルアセスメントだけでなく、疼痛緩和や安楽な体位の調整、不安緩和などを行うことが大切です。

引用・参考文献

1) 日本呼吸器学会. 呼吸器の病気. "G. 胸膜疾患：気胸". https://www.jrs.or.jp/citizen/disease/g/g-04.html　[2023. 8. 1]
2) 坂口浩三. "気胸". 病気がみえる vol.4：呼吸器. 第 3 版. 東京, メディックメディア, 2018, 296-301.
3) 日本気胸・囊胞性肺疾患学会編. 気胸・囊胞性肺疾患規約・用語・ガイドライン. 2009 年版. 東京, 金原出版, 2009, 44.
4) 日本救急医学会 Point-of-Care 超音波推進委員会. 日本救急医学会救急 point-of-care 超音波診療指針. 日本救急医学会雑誌. 2022, 33（7）, 338-83.
5) 後藤順一ほか編. フィジカルアセスメントと画像の図鑑. 後藤順一監訳. 東京, 南江堂, 2022, 70-1.
6) 日本救急看護学会セミナー委員会. 救急初療看護に活かすフィジカルアセスメント ミニガイド. 2020, 17-8. http://jaen.umin.ac.jp/pdf/physical_miniguide_20200428.pdf [2023. 10. 10]

佐藤綾華

Part.3

❺ 自然気胸の病態

❻ 自然気胸のアセスメント&ケア

ケース紹介

● 20 代、男性、身長 170cm、体重 61kg

●現病歴：走った後に息苦しくなり症状が持続したため、翌日当院を受診した。これまで同様の
エピソードはなく、左肺の呼吸音の減弱があったため胸部 X 線撮影をすると左肺の虚脱を認
めた（図1）。そのため、透視室で左胸腔にトロッカーを挿入し電動式低圧吸引で持続吸引を
開始し、入院となった。トロッカー挿入後の胸部 X 線画像では、肺尖部にドレーン先端があ
り肺拡張が得られていた（図2）。胸部 CT 画像では、わずかに左肺に気胸腔を認め、両側肺
尖部に bulla を認めた（図3）。

●経過：入院後トロッカー挿入部痛と嘔気があり、制吐薬・鎮痛薬を投与した。投与後もトロッ
カー挿入部痛が続いたため、鎮痛薬内服の指示があり、痛みが強いため鎮痛薬の定期内服が
開始となった。定期的内服開始後は、体動時にドレーン挿入部痛の増強はあったが、追加の
鎮痛薬を使用することなく経過した。入院 2 日目もエアリークが続いていたため、呼吸器外科
へ紹介となった。1 週間エアリークが続くようなら手術をするか、またはエアリークが消失して
も気胸再発のリスクがあるため予防的手術を提案された。手術の同意があり、全身麻酔で胸
腔鏡下左肺ブラ切除術を施行した。翌日の胸部 X 線撮影で左肺の虚脱はなく、エアリークも
消失していたため胸腔ドレーンを抜去し、入院 12 日目に退院となった。

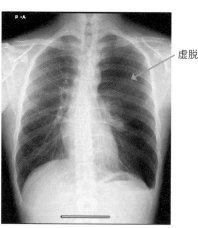

図1 胸部 X 線画像（左肺の虚脱を認める）

虚脱

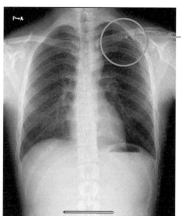

図2 胸部 X 線画像（トロッカー挿入後）

ドレーン先端

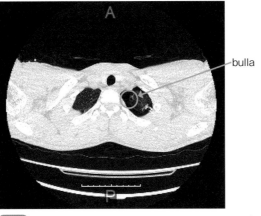

図3 胸部 CT 画像（両側肺尖部に bulla を認める）

第一印象は？

　20 歳前後の長身・やせ型の男性・呼吸苦という情報から、自然気胸を疑います。緊張性気胸の可能性も考え、緊急度を第一印象で判断します。ショックの 5 徴候「蒼白」「虚脱」「冷汗」「脈拍不触」「呼吸不全」の有無を、見た目の第一印象と橈骨動脈の触知から数秒で判断します。外来受診時はショック徴候なく、緊急性がないと評価しました。次に、図 4 のように ABCDE 評価を行い、どこに異常があるのかを迅速に判断します。会話ができれば気道は開通し、意識状態もおおむね問題ないと評価し、A・D は異常なしと判断します。自然気胸を疑っていること、呼吸苦の自覚があることから、B の異常があると考えます。橈骨動脈の触知は可能で冷汗などもなく C・E の異常はないと判断し、B（呼吸）を中心に観察を行いました。

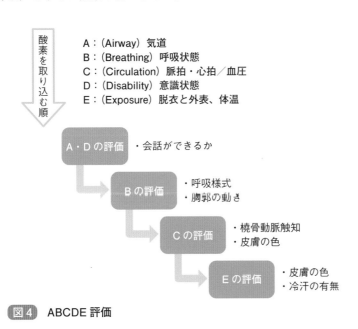

図4　ABCDE 評価

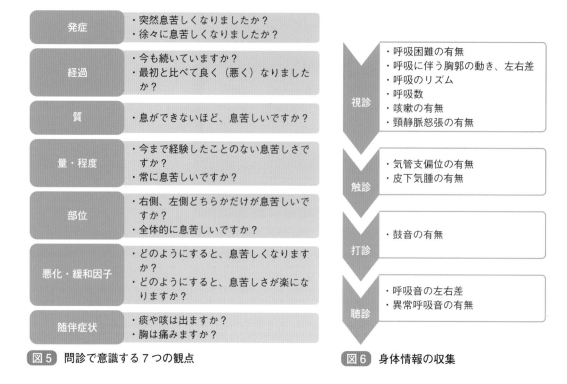

発症	・突然息苦しくなりましたか？ ・徐々に息苦しくなりましたか？		視診	・呼吸困難の有無 ・呼吸に伴う胸郭の動き、左右差 ・呼吸のリズム ・呼吸数 ・咳嗽の有無 ・頸静脈怒張の有無
経過	・今も続いていますか？ ・最初と比べて良く（悪く）なりましたか？			
質	・息ができないほど、息苦しいですか？		触診	・気管支偏位の有無 ・皮下気腫の有無
量・程度	・今まで経験したことのない息苦しさですか？ ・常に息苦しいですか？			
部位	・右側、左側どちらかだけが息苦しいですか？ ・全体的に息苦しいですか？		打診	・鼓音の有無
悪化・緩和因子	・どのようにすると、息苦しくなりますか？ ・どのようにすると、息苦しさが楽になりますか？		聴診	・呼吸音の左右差 ・異常呼吸音の有無
随伴症状	・痰や咳は出ますか？ ・胸は痛みますか？			

図5 問診で意識する7つの観点　　　**図6** 身体情報の収集

呼吸の観察

　問診では「発症」「経過」「質」「量・程度」「部位」「悪化・緩和因子」「随伴症状」の7つの観点を意識して図5のように情報収集を行っていきます。問診後はフィジカルアセスメントの基本技術を用いて、図6のように身体情報を収集します。気胸を発症していると、肺の伸展性が減少し、呼吸困難・呼吸音減弱・患側胸郭運動の低下が起こります。聴診・打診で確認できる場合は、かなり虚脱していると考えます。肺から漏れ出た空気は、上肺野にたまることが多く上肺野で正常な呼吸音が減弱します。胸部X線画像（図1）から、左肺は完全虚脱しています。左呼吸音の減弱も認めていることから、虚脱の程度は高度です。緊張性気胸になる可能性もあり、頸静脈の怒張や縦隔の健側偏位（気管偏位）などの徴候を見逃さないように観察していきます。

治療

　虚脱した肺を再膨張・改善するために、肺虚脱が中等度以上であれば胸腔ドレーンが必要となります。本症例では胸部X線画像（図1）からも高度の虚脱を認めたため、緊急で胸腔ドレーンを挿入しました。重力の関係で空気は胸腔内の上方に貯留しやすいため、脱気を目的とする場合、ドレーン先端を肺尖部に留置します（図2）。胸腔ドレーン挿入は緊急で行う処置の一つであるため、当院では必要物品をセット化し、すぐに処置が始められるように救急外来、ICU、HCUに置いています（図7）。

　なお、高度の気胸を急速に再膨張させる場合や、長期にわたって虚脱していた肺を再膨張させる

場合に再膨張性肺水腫が起こることがあります。再膨張から2時間以内に起こることが多く、ドレーン挿入後2時間は特に注意して、**急激な咳嗽・泡沫状喀痰・胸痛の有無を観察します**。

胸腔ドレーン管理

●挿入部の固定・観察

　胸腔ドレーン挿入部は、出血や滲出液が多い場合はガーゼ、それらがない場合はフィルムドレッシング材などで固定します。チューブの部分が直接皮膚に当たらないようテープを貼り、チューブを固定します。チューブは、ずれないようΩ（オメガ）止めで固定します。当院では、2カ所にマジックでマーキングを行い、固定の位置がずれていないか確認しています。

　チューブの接続部位は結束バンドで固定しているため、皮膚に直接当たる可能性がある場合はガーゼで保護して医療関連機器圧迫創傷（medical device-related pressure ulcer；MDRPU）を予防します（図8）。ドレーン挿入部の出血の有無や、滲出液の有無・性状、発赤などの感染徴候がないか観察します。

●胸腔ドレナージ中の観察

　ドレナージに用いられる医療機器には電動式・壁吸引式などがあります（図9）。吸引圧の設定は医師の指示通りか、呼吸性移動の有無、エアリークの有無、皮下気腫の有無を観察して行います。

　呼吸性移動の有無は、水封部分の水位が呼吸に合わせて上下に動いているかを確認します（図10）。呼吸性移動がない場合は、ドレーンの閉塞・屈曲の可能性がないか観察します。肺が十分に拡張し、呼吸性移動がなくなることもあります。水封部分の水位の動きがわかりにくい場合は、チューブ内の排液が呼吸に合わせて動いているか観察すると、呼吸性移動の有無の確認ができます（図11）。

　エアリークの有無は、図10の水封部分に気泡が生じるかどうかを観察します。エアリークを認めた場合、胸腔内の空気漏れやドレーン接続不良の可能性が考えられます。ドレーン挿入直後は、胸腔内の空気が体外に排出されるのでエアリークを認めます。ドレーン挿入後、何日経過している

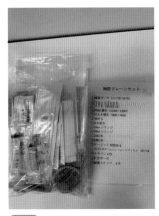

図7 胸腔ドレーンセット

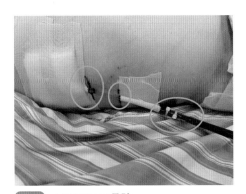

図8 MDRPUの予防

のか、安静時・体動時のどちらにエアリークが発生するのかを観察し、ドレーンの接続不良による
ものなのか、胸腔内の空気漏れなのかをアセスメントします。

　また、ドレーン挿入部の周囲の隙間から皮下に空気が入り込み、皮下気腫を生じることがありま
す。ドレーン挿入部の皮膚を中心に握雪感（雪を握るような感触）がないか触診します。皮下気腫
を認めた場合は、範囲をマジックでマーキングし、拡大がないか観察を続けます。ドレナージ不足
や皮下気腫の拡大により胸郭の拡張障害を起こすことがあるので、注意が必要です。

　胸腔ドレーンを挿入し治療を行なっても、自然気胸の再発率は30〜50％とも言われています。本
症例でもエアリークが続いていたため、再発率や予防的手術の説明を行い、手術を実施することに
なりました。

痛みのコントロール

　痛みには図12のような痛みがあります。身体的苦痛に対しては鎮痛薬の投与を行っても軽減し
なかったため、定期内服が開始となり効果が得られました。痛みの評価は、NRS（Numerical
Rating Scale）など共通の評価ツールを用いて、疼痛時や内服前後の評価を行います。精神的苦痛
に関しては、手術のオリエンテーションを実施し、医師の説明の理解度を確認し、手術の受け入れ
ができているか、不安な言動がないかを確認します。不安な言動がある場合には、何が不安かを聞
き、その不安に介入することで軽減していきます。社会的苦痛に関しては、若年で急な入院となり
仕事を休むこと、入院による金銭面への不安がある可能性もあります。生活背景などの情報収集を
行い、不安がないか確認します。呼吸苦や呼吸困難は生命の危機を感じる場合もあり、不安が増強
します。出現した場合は、声掛けにより安心感を与え、必要なら酸素投与などの処置を行い不安の
軽減に努めます。

　本症例では入院後、呼吸苦が出現することなく経過し、手術の説明も理解し、手術に対する不安

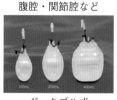

図9　ドレナージに用いられる医療機器（吸引装置）

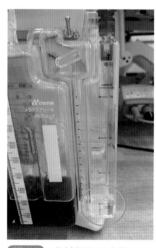

図10　水封部分の水位

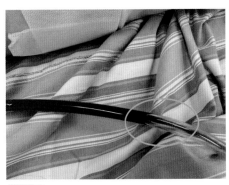

図11 チューブ内の排液の確認

身体的苦痛	・息苦しさ ・ドレーン挿入部の痛み
精神的苦痛	・手術の不安
社会的苦痛	・入院生活
スピリチュアルな苦痛	・呼吸苦により生命の危機を感じる

図12 痛みの種類

な言動や社会的苦痛に関する不安はありませんでした。しかし突然呼吸苦が出現し、気胸を発症、入院・手術を行うということはさまざまな全人的苦痛が考えられるため、情報収集を行い、多方向からの介入が必要となります。

フィジカルアセスメントの キモ

❀第一印象でショック徴候の有無を判断し、ABCDE 評価を行いましょう。

❀頸静脈の怒張・縦隔の健側偏位に注意し、呼吸状態の観察を行いましょう。

❀ドレーン挿入後2時間は、急激な咳嗽、泡沫状喀痰、胸痛の有無に注意しましょう。

❀胸腔ドレーン挿入中は、挿入部・呼吸性移動・エアリークの有無・皮下気腫の有無を観察しましょう。

❀全人的苦痛を考え、情報収集し介入しましょう。

引用・参考文献

1）山内豊明. フィジカルアセスメントガイドブック：目と手と耳でここまでわかる. 第2版. 東京, 医学書院, 2011, 224p.
2）岡庭豊. "気胸". 病気がみえる vol.4：呼吸器. 医療情報科学研究所編. 第3版. 東京, メディックメディア, 2018, 296-301.
3）中川亜希. "胸腔ドレーン管理." 見てできる臨床ケア図鑑：ICU ビジュアルナーシング. 道又元裕監修. 改訂第2版. 東京, Gakken, 2021, 328-32.
4）右近清子. "気胸". エビデンスに基づく呼吸器看護ケア関連図. 森山美知子ほか編著. 東京, 中央法規出版, 2012, 90-9.

加藤あゆみ

発症の様子	● ショックの 5 徴候の有無（蒼白・虚脱・冷汗・脈拍不触・呼吸不全） ● ABCDE 評価 A・D：会話ができるか B：呼吸様式、胸郭の動き C：橈骨動脈触知、皮膚の色 E：冷汗の有無
進行具合	● 緊張性気胸の徴候の有無　　　　　　● 再膨張性肺水腫の有無 　□ 頸静脈怒張の有無　　　　　　　　　　＊ 胸腔ドレーン挿入後 2 時間 　□ 縦隔の健側偏位の有無　　　　　　　□ 急激な咳嗽の有無 　　　　　　　　　　　　　　　　　　　　□ 泡沫状喀痰の有無 　　　　　　　　　　　　　　　　　　　　□ 胸痛の有無
性状（具体的な内容）	● 呼吸状態 　□ 呼吸困難の有無　　　　　　　　　　□ 皮下気腫の有無 　□ 呼吸に伴う胸郭の動き、左右差　　　□ 鼓音の有無 　□ 呼吸のリズム　　　　　　　　　　　□ 呼吸音の左右差 　□ 呼吸数　　　　　　　　　　　　　　□ 異常呼吸音の有無 　□ 咳嗽の有無 ● 胸腔ドレーン 　□ 挿入部の出血・滲出液の有無、性状、発赤 　□ 吸引圧の設定 　□ 呼吸性移動の有無 　□ エアリークの有無 　□ 皮下気腫の有無
程度（痛みの程度）	● 身体的苦痛　　　　　　　　　　　　● 社会的苦痛 　□ 息苦しさ　　　　　　　　　　　　　□ 入院生活 　□ ドレーン挿入部の痛み（NRS）　　● スピリチュアルな苦痛 ● 精神的苦痛　　　　　　　　　　　　　□ 呼吸苦により生命の危機を感じて 　□ 手術の不安　　　　　　　　　　　　　いるか

（加藤あゆみ）

❼ 間質性肺炎の病態

＼これだけ❗サマリー／

➡ 間質性肺炎は、間質の炎症により不可逆性の線維化が起こります。

➡ 間質の線維化により拘束性換気障害、拡散障害が起こります。

間質性肺炎の病態

　間質性肺炎とは、肺間質が炎症し線維化する疾患の総称で、びまん性肺疾患（びまん性陰影を認める疾患の総称）の1つに分類されます。

　肺炎という病名が付いていますが、肺炎は病変部位によって間質性肺炎と肺胞性肺炎に分けられます。間質性肺炎は主に肺胞腔（肺実質）を取り囲む間質に炎症が起こる病態で（見てわかる：間質性肺炎の病態 A）[1]、肺胞性肺炎は主に肺胞腔（肺実質）内に炎症細胞が浸潤する病態であり、一般的にいわれる肺炎は肺胞性肺炎を指しています。肺胞性肺炎は主に細菌性肺炎などが原因で、炎症が肺胞腔内にあり、間質に炎症が波及することはありません。一方、間質性肺炎は、主にマクロファージや好中球などの炎症性細胞の活性化により、間質を中心に炎症が起こります。間質の炎症が慢性化するといずれは不可逆性の線維化が起こり、その結果、肺胞の虚脱や肺胞構造が破壊され肺胞が拡大し囊胞と呼ばれる空気の袋になる蜂巣肺の形成、線維化により気管支が引っ張られ気管支内腔が蛇腹状に見える牽引性気管支拡張などがみられるようになります。

線維化の機序

　肺間質の線維化とは何でしょうか。健康な肺の場合、炎症や損傷が起こっても修復されます。それは肺胞上皮細胞が障害された場合、残存している肺胞上皮細胞が分化して修復が行われるからです（見てわかる：間質性肺炎の病態 B）[2, 3]。肺胞の表面は必ず肺胞上皮細胞によって覆われており、肺胞上皮を構成する細胞には、Ⅰ型肺胞上皮細胞とⅡ型肺胞上皮細胞があります。Ⅰ型肺胞上皮細胞は肺胞表面のほとんど（約95%）を覆っており、残りの5%程度がⅡ型肺胞上皮細胞です。Ⅰ型肺胞上皮細胞は主にガス交換（酸素と二酸化炭素の交換）を行っており、Ⅱ型肺胞上皮細胞には肺サーファクタントを分泌し肺胞を保護する役割があります。Ⅰ型肺胞上皮細胞はガス交換を行うために外気と直接触れやすく、刺激を受けやすいため傷つき、細胞が死んでいきます。しかしⅠ型肺胞上皮細胞は細胞分裂する能力がありません。そのため、死んだⅠ型肺胞上皮細胞を補うためにⅡ型肺胞上皮細胞がⅠ型肺胞上皮細胞へと分化します。この分化は肺機能の維持には必須ですが、過剰な刺激などによりⅠ型肺胞上皮細胞が損傷され続けると①Ⅱ型肺胞上皮細胞の異常修復と増殖、②線維化細胞が活性化し肺胞腔内へ侵入、③KL-6、SP-A、SP-D の産生、④線維化細胞の増殖とコ

見てわかる 👀 間質性肺炎の病態

A. 間質性肺炎と肺胞性肺炎
（文献 1 を参考に作成）

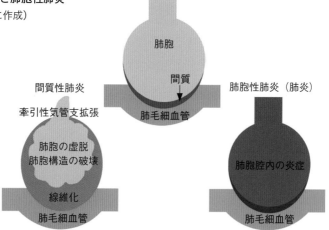

B. 正常な修復過程イメージ（文献 2、3 を参考に作成）

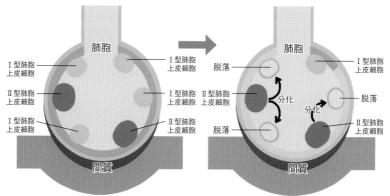

肺障害によりⅠ型肺胞上皮細胞が脱落しても、Ⅱ型肺胞上皮細胞が分化し修復する

C. 異常な修復過程イメージ：線維化（文献 2、3 を参考に作成）

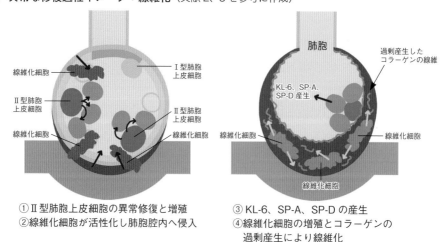

①Ⅱ型肺胞上皮細胞の異常修復と増殖
②線維化細胞が活性化し肺胞腔内へ侵入

③ KL-6、SP-A、SP-D の産生
④線維化細胞の増殖とコラーゲンの過剰産生により線維化

ラーゲンの過剰産生により線維化が起こるとされています（見てわかる：間質性肺炎の病態 C）[2, 3]。肺間質の線維化が起こった結果、肺コンプライアンスが低下するため拘束性換気障害が起ります。また線維化により間質が肥厚し拡散障害が起ります。その結果、息切れや呼吸困難という症状が出現します。

間質性肺疾患の原因

　間質性肺疾患の分類は少しややこしく、主に原因がはっきりわかっている群と、原因がはっきりしない群に分けることができます（図1）[4, 5]。

　実臨床での遭遇率は、特発性間質性肺炎（idiopathic interstitial pneumonias；IIPs）が約20%でほとんどが特発性肺線維症（idiopathic pulmonary fibrosis；IPF）、自己免疫性間質性肺疾患（interstitial lung diseases；ILDs）・膠原病に伴うILDsが約20%、職業環境性ILDsが約30%（慢性過敏性肺炎〔chronic hypersensitivity pneumonitis；CHP〕20%、塵肺10%）、サルコイドーシスが約20%、そのほかが約10%です。

●原因がわかっている間質性肺疾患

　職業・環境による塵肺・過敏性肺炎、医原性による放射線肺臓炎・薬剤性ILDs、膠原病・自己

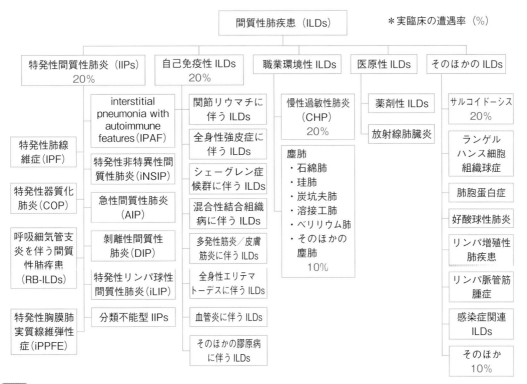

図1　間質性肺疾患の分類（文献4、5より作成）

免疫疾患による ILDs、遺伝性の ILDs、肉芽腫性肺疾患、サルコイドーシスなどがあります。

●原因が不明な間質性肺疾患＝ IIPs

　主要な IIPs（6 種類）、まれな IIPs（2 種類）、分類不能型 IIPs の計 9 種類に分類されます。その中で最も多いのが IPF で 80〜90％といわれており、生存期間中央値が 3〜5 年と予後も悪く、最も重要な疾患ともいえます。IPF の原因はいまだに不明ですが、50 歳以上の男性に多く、ほとんどが喫煙者であることから、喫煙はリスク因子だと考えられています。発症の機序は喫煙だけに限らず、薬剤や粉塵などによる刺激により I 型肺胞上皮細胞が損傷し、その修復過程で線維化していくことで間質性肺炎となっていくと考えられています。

間質性肺炎の治療

　間質性肺炎の原因にもよりますが、アレルギーなどが原因であればそもそもの抗原への曝露を避けることは当然となります。禁煙も重要です。

　対症療法として鎮咳薬や去痰薬などを使用します。慢性の間質性肺炎では線維化が進んでおり、呼吸リハビリテーションも有効です。

　IPF であれば、抗線維化作用のピルフェニドン（ピレスパ®）、ニンテダニブ（オフェブ®）が使えます。抗酸化作用の吸入薬として N- アセチルシステイン（ムコフィリン®）、急性増悪時はステロイドや免疫抑制薬を使用します。

急性増悪

　IPF 急性増悪、急性間質性肺炎（acute interstitial pneumonia；AIP）の初期対応はほぼ同じです。この病態は死亡率が 50〜80％と非常に高く予後不良となる場合が多いため、人工呼吸器、心肺蘇生、延命処置について早期に話し合っておく必要があります。

　令和 4 年度の死亡統計では間質性肺炎で 22,904 人が亡くなっています[6]。間質性肺炎はすべてが難治性ではなく、原因がわかっていてそれを除去し、ステロイドや免疫抑制薬への反応性が良い場合はある程度改善します。しかし線維化が進んだ慢性の間質性肺炎や治療に反応が良くない場合は、徐々に進行し予後不良となり、助からないケースも多いのが現状です。死亡率だけをみると急性クモ膜下出血の 2 倍、敗血症の 2 倍、白血病の 2 倍、慢性閉塞性肺疾患（chronic obstructive pulmonary disease；COPD）より高くなっています。間質性肺炎はすべてが難治性ではなく、ステロイドや免疫抑制薬に反応が良い場合は改善もある程度望めますが、進行し線維化が進んだ間質性肺炎は徐々に進行し予後不良となります。

フィジカルアセスメントの キモ

- 両下肺野、捻髪音（fine crackles）、吸気終末に注目して聴診しましょう。
- 息が吸いづらい拘束性換気障害に注目しましょう。
- 拡散障害による呼吸不全に注目しましょう。

両下肺野、捻髪音（fine crackles）、吸気終末に注目して聴診する

　間質の線維化は肺底部から進行し、徐々に上肺野に広がることが多いため、背側での聴診が有効です。間質が炎症により線維化することで、肺胞は広がりにくくなります。肺が硬くなる肺コンプライアンスが低下した状態です。弾力がない硬い風船を膨らますイメージをしてください。硬い風船が膨らむ際にパチパチ、パリパリとゴムが膨らんでいくのが fine crackles の音です。この音は吸気終末に聴取されることが多いです（図2）[7]。吸気で取り込んだガスは、肺コンプライアンスが良い所、肺が柔らかい所に流れやすく、抵抗性が高く肺コンプライアンスが悪い肺胞には最後の方に流れます。よって吸気終末、息の吸い終わり頃に fine crackles が聴取されることが多いです。両下肺野、吸気終末を意識して聴診すると聴取しやすいです。気道内の貯留物とは無関係のため、吸引や咳嗽を行っても消失しないのも特徴です。

息が吸いづらい拘束性換気障害に注目する

　間質性肺炎の場合、呼吸機能検査では拘束性換気障害が認められます（図3）[8]。間質の線維化・肥厚により低下した肺コンプライアンスにより肺は膨らまなくなります。肺が広がりにくく、容量

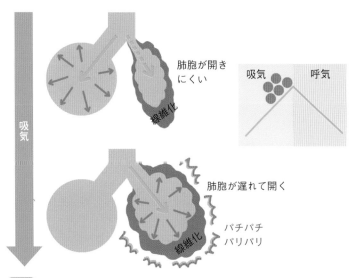

図2 捻髪音（fine crackles）の特徴（文献7を参考に作成）

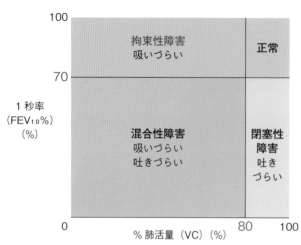

図3 換気障害の分類 （文献8より作成）

拘束性障害
%VC 80% 未満　FEV$_{1.0}$% 70% 以上
間質性肺炎、肺線維症、じん肺
胸膜炎、結核後遺症、胸郭の変形など
肺や胸郭が広がらないので吸いづらい

閉塞性換気障害
%VC 80% 以上　FEV$_{1.0}$% 70% 未満
COPD、気管支喘息、肺気腫
気管異物や腫瘍など
肺や胸郭は正常に広がるため吸気はスムーズ
だが、気道閉塞があるため吐きづらい

混合性換気障害
%VC 80% 未満　FEV$_{1.0}$% 70% 未満
肺水腫、気管支拡張症、肺結核
進行した肺気腫、慢性気道感染症など

が減少するため息が吸いにくく、1秒率（percent of forced expiratory volume in 1；FEV$_{1.0}$%）は正常ですが、肺活量の低下がみられるのが間質性肺炎（拘束性換気障害）の特徴です。一方、FEV$_{1.0}$%が低下する代表的な疾患は喘息やCOPDで、これらの疾患は気道の問題なので、息が吸えるが吐きにくいのが特徴です（閉塞性換気障害）。

　FEV$_{1.0}$%は正常値が70%以上で、努力呼出曲線から1秒間の呼出量を表す1秒量（forced expiratory volume in 1 second；FEV$_1$）が求められ、努力肺活量とFEV$_1$からFEV$_{1.0}$%が求められます。%肺活量（%VC）は正常値が80%以上で、最大吸気位から最大呼気位までゆっくりと呼出させたときの呼出量です。

拡散障害による呼吸不全に注目する

　間質性肺炎では動脈血酸素分圧（PaO$_2$）が低いⅠ型呼吸不全となります。間質性肺炎でPaO$_2$が低くなるのはなぜでしょうか。本来肺胞と血液とのガス交換を行う際、肺胞内の酸素が血液中に移動し、血液中の二酸化炭素が肺胞に移動します。これを拡散といい、濃度が高いところから低いところへ移動して、一定の濃度にしようとする現象が働いています。しかし、肺胞毛細血管が厚くなったり、間質に水分が貯留したりした場合に以下の①～③のような拡散障害が起ります。

　①肺胞と毛細血管の間の間質に炎症が生じる。

　②肺胞上皮の炎症が生じ、肺胞や間質が滲出液により満たされる。

　③ガス交換面積が減少する。

　間質性肺炎では①の状態です。肺胞と血管の間に存在する間質に炎症が生じることで肺胞と血管の間が厚くなり、酸素の移動が障害されてしまいます。高度の拡散障害では高濃度の酸素投与を行っても低酸素血症の改善が難しいです。また重度の間質性肺炎の場合、拡散障害が著明となり拡散

が全く行われない状況、シャントと同じ状態となります。

●動脈血酸素分圧較差の開大

拡散障害が起こると、肺胞気−動脈血酸素分圧較差（A-aDO$_2$）は開大します。A-aDO$_2$の正常値は5〜15程度で20以上では開大している、ガス交換障害があると考えます。基本的に酸素吸入をしていないときにしか使えない指標ですが、ガス交換障害の程度や、肺のどこにガス交換障害の原因があるのかを考える際に役立ちます。臨床では酸素投与を行っている場合がほとんどなので常に正確なA-aDO$_2$を計算することは困難ですが、この理論を知っておくことは重要だと思います。

A-aDO$_2$ = P$_A$O$_2$（肺胞気酸素分圧）− PaO$_2$で表されます。考え方はこの式の通りで、P$_A$O$_2$とPaO$_2$の差を評価しています（図4）。P$_A$O$_2$とは、吸気で入ってきた酸素の分圧です。ガス交換障害がない場合、正常であれば速やかに酸素は血液へ移動するので、P$_A$O$_2$とPaO$_2$の差はほとんどないはずです。しかし間質性肺炎により拡散障害やシャント、換気血流比不均衡が生じた場合、P$_A$O$_2$とPaO$_2$の差が拡大します。つまりP$_A$O$_2$とPaO$_2$が開大しているとなり、肺胞には酸素が届いているが、その先の血液には酸素が届いていないガス交換障害が起こっているということがわかります。A-aDO$_2$が上昇（開大）しているときは、肺が悪いと覚えておいて良いです。「肺が悪い」と言うと語弊があるかもしれません。呼吸は肺だけで行っているわけではなく、中枢神経や末梢神経、筋、骨格といったさまざまな要素が関わって呼吸を行っています。しかし、A-aDO$_2$が上昇するのは肺（肺胞、血管、間質）に疾患がある場合だけです。A-aDO$_2$を評価する意味は呼吸不全の原因が肺なのか、それとも肺以外に問題があるのかがわかることにあります。

●酸素と二酸化炭素の拡散能の違い

拡散が障害されているのに、二酸化炭素は貯留しないことが多いのも特徴です。重症になると肺胞低換気なども加わることで二酸化炭素貯留もありますが、間質性肺炎の場合ほとんどは二酸化炭素が正常か、むしろ低値となっていることが多いです。それは二酸化炭素と酸素の拡散能が違うからです。拡散能とは拡散のしやすさを言い、$CO_2 > O_2 > CO$の順で拡散能が違います（表）[9]。間質性肺炎のように拡散障害がある場合、血中に酸素が入ってこない、低酸素血症となるため換気回数

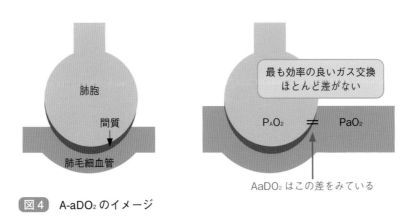

図4 A-aDO$_2$のイメージ

表 拡散の速さのイメージ（文献9より作成）

ガスの種類	拡散能	速度イメージ	特徴
二酸化炭素 (CO_2)	高	新幹線 320km/h	O_2 の約20倍拡散しやすい
酸素 (O_2)		自転車 16km/h	CO の約1.23倍拡散しやすい
一酸化炭素 (CO)	低	マラソン 13km/h	拡散能は低い

が増えます。酸素を取り込もうと頻呼吸となるため二酸化炭素はむしろ低くなることが多いのです。

●労作時の呼吸困難

　労作時の呼吸困難も間質性肺炎による拡散障害の特徴といえます。間質が線維化し拡散障害となっているのだから当然ともいえるのですが、次のようにイメージしてみてください。

　安静時に赤血球が肺毛細血管を通過する時間は0.75秒です（図5）[10]。この0.75秒の間に肺胞の酸素が間質を通過して血液に移動しなければなりません。0.75秒と聞くと物凄く短い時間に感じますが、正常の場合はわずか0.25秒で酸素が赤血球まで移動します。間質に問題がなければ酸素の移動はとても早いため、0.75秒でもまだ余裕があります。しかし、間質性肺炎のように間質に異常がある場合、拡散は当然障害されてしまいます。当然酸素の移動が困難となり、時間がかかると考えてみてください。正常な場合は0.25秒で移動するので余裕がありましたが、この余裕がなくなってきます。しかし、まだ余裕があるため例えば拡散障害により酸素の移動まで倍の時間を要するようになったとします。倍の時間なので0.25秒→0.5秒となります。しかし赤血球が通過する時間は0.75秒なのでまだ余裕があります。

　安静時であれば問題がないですが、労作時の場合は違ってきます。労作時の場合、肺毛細血管を流れる血流は増加し、血液が肺胞に接して流れる時間は短縮します。正常な人であれば血流速度が上がっても、酸素の移動が早いので余裕があるため低酸素血症にはなりませんが、間質性肺炎で拡散障害があり先ほどの例のように酸素が移動するまでに0.5秒かかる場合、酸素の移動がうまくいかなくなり、労作時の低酸素血症、呼吸困難となります。安静時に拡散障害だけで低酸素血症になる場合は、かなり病状が進行している状態だといえます。安静時の酸素化だけを評価するのではなく、労作時の呼吸困難が起こっていないか確認することが重要です。

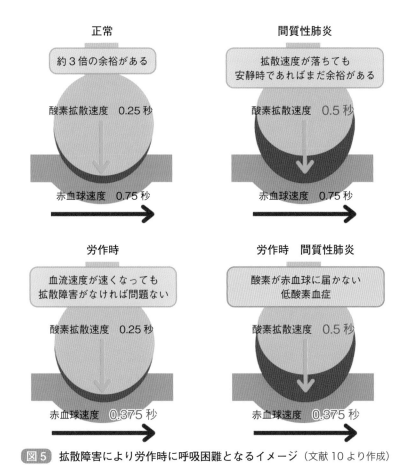

正常

約3倍の余裕がある

酸素拡散速度　0.25秒

赤血球速度　0.75秒

間質性肺炎

拡散速度が落ちても
安静時であればまだ余裕がある

酸素拡散速度　0.5秒

赤血球速度　0.75秒

労作時

血流速度が速くなっても
拡散障害がなければ問題ない

酸素拡散速度　0.25秒

赤血球速度　0.375秒

労作時　間質性肺炎

酸素が赤血球に届かない
低酸素血症

酸素拡散速度　0.5秒

赤血球速度　0.375秒

図5 拡散障害により労作時に呼吸困難となるイメージ（文献10より作成）

引用・参考文献

1) 医療情報科学研究所編. "間質性肺炎と肺胞性肺炎". 病気がみえる vol.4：呼吸器. 第3版. 東京, メディックメディア, 2018, 190.
2) 前掲書1), 192.
3) 坂井建雄ほか総編集. "肺胞とガス交換". 人体の正常構造と機能：全10巻縮刷版. 改訂第2版. 東京, 日本医事新報社, 2012, 24-5.
4) 倉原優. "間質性肺疾患". ポケット呼吸器診療2023. 東京, シーニュ, 2023, 146.
5) 日本呼吸器学会 びまん性肺疾患診断・治療ガイドライン作成委員会 編. "間質性肺疾患の分類とPF-ILDが問題となるILDs". 特発性間質性肺炎診断と治療の手引き2022. 改訂第4版. 東京, 南江堂, 2022, 56.
6) 令和4年（2022）人口動態統計月報年計（概数）の概況. 死亡数・死亡率（人口10万対）, 死因簡単分類別. https://www.mhlw.go.jp/toukei/saikin/hw/jinkou/geppo/nengai22/dl/h6.pdf [2023. 9. 30]
7) 前掲書1), "身体診察". 51.
8) 小島朗. "臨床における呼吸の評価方法は何がよい？". エビデンスと臨床知 呼吸管理を極める！エキスパートの考え方とやり方. 道又元裕総監修. Nursing Care+ エビデンスと臨床知. 1 (3), 2018, 132.
9) 前掲書1), "呼吸機能検査・拡散能力検査". 56.
10) 田中竜馬. "酸素の拡散：労作時に低酸素血症が起こるわけ". 人工呼吸に活かす！呼吸生理がわかる, 好きになる：臨床現場でのモヤモヤも解決！. 東京, 羊土社, 2013, 122-5.
11) 山内豊明. フィジカルアセスメントガイドブック：目と手と耳でここまでわかる. 第2版. 東京, 医学書院, 2011, 224p.
12) 治療とケアを全部きちんとていねいに：間質性肺炎「超」入門. みんなの呼吸器 Respica. 20 (4), 2022. 168p.

八倉巻考司

❽ 間質性肺炎のアセスメント&ケア

ケース紹介

● A さん、男性、70 代、身長 167cm

● 既往歴：1 年前に非小細胞肺がんと診断される。入院 10 日前よりドセタキセル＋ラムシルマブを投与。

● 主訴：抗がん薬療法中、呼吸苦を主訴に救急外来を受診。両肺びまん性すりガラス陰影があり、低酸素血症を認め緊急入院となった。

● 家族構成：妻と 2 人暮らし。長男は医療者として働いている。

● 経過：

入院 1 日目：両側肺炎で一般病棟へ入院。入院時に酸素投与は鼻カニューレで 2L/min で、SpO2 90% であった。抗菌薬、ST 合剤を投与。薬剤性肺炎を疑い 2 回ステロイドパルス療法が開始されたが、効果不良。

入院 2 日目：肺炎増悪により酸素化が悪化。酸素需要は上昇しており、朝は鼻カニューレ 2L/min であったが、5L→10L まで増量した。

入院 3 日目：酸素投与はリザーバーマスクで 15L/min であったが、HFNC（60L/min、F$_I$O$_2$ 80%）での投与となる。両側肺炎像が拡大。SpO2 90%、呼吸苦軽度、ph 7.491、PaCO2 30mmHg、PaO2 47mmHg、SO2 85%。長男と妻はフルコードを希望。体動時に酸素化が低下し日中 SpO2 57% で、不穏でベッドに立ち上がっていた。

入院 4 日目：せん妄あり、SpO2 50 台、自分で HFNC を外してしまう。意識レベル（JCS）I、乾性咳嗽あり、痰絡みなし、体動や会話あると酸素が低下する。17 時ごろ突然苦しくなり、NPPV マスクを装着するが、せん妄のため外してしまう。本人は気管挿管の希望なし、しかし妻は気管挿管の希望があり、長男が来るまで待つことになった。22 時に全員到着し、家族は気管挿管を希望。

入院 5 日目：朝、本人の挿管希望を確認し気管挿管、ICU へ移動となった（1 度目の ICU 入室）。I 型呼吸不全が主体であり線維化期まで進行していないびまん性肺胞障害（DAD）と評価した。急性呼吸促迫症候群（ARDS）に準じた肺保護戦略を行い（低一回換気量、適切な PEEP〔過度な PEEP は予後を悪化させる可能性あり〕）、肺の線維化はあまり進行せず、持続気道陽圧（CPAP）管理にて 5 日後に抜管した。挿管中の本人の苦痛も大きく、人工呼吸器関連肺炎（VAP）リスクも上がるため PF 比 200 程度であったが、自発呼吸トライアル（SBT）をクリアしたため抜管した。抜管後は一時的に NPPV マスクを装着するも徐々に酸素化は安定し、一般病棟へ移動したが、その後酸素化が徐々に悪化傾向となった。

入院 18 日目：胸部 X 線写真では間質性陰影が拡大。

入院 29 日目：安静時でも呼吸苦が出現し、HFNC（50L/min、F$_I$O$_2$ 90%）で SpO2 80%。

頻呼吸も持続しており、呼吸状態が増悪していた。本人は挿管希望がなかったが家族から挿管希望があり、挿管する方針となった。挿管前に2度目のICU入室となった。3回目のステロイドパルス療法を開始。

挿管後、胸部CTを撮像したが、両側のすりガラス陰影の改善は乏しく右肺下葉中心に浸潤影が拡大、気胸、縦隔気腫、皮下気腫の併発もあった。進行性の線維化所見を認めた。

間質性肺炎の特徴

間質性肺炎は肺の間質（肺胞腔と毛細血管の間の狭い領域）に、炎症や線維化が起こることで肺のガス拡散障害をきたす病態の総称です[1]。

その原因は感染症、自己免疫疾患、薬物副作用などさまざまであり、経過はまちまちで数年にわたってゆっくり経過する慢性のものから、発症から数日で呼吸不全に至るものまであります。今回の症例は後者となります。間質性肺炎の診断も簡単ではなく、喫煙・嗜好歴や薬剤使用歴の詳細な問診や、膠原病などの身体所見の特徴を見逃さないようにする必要があります（図1）[2~4]。今回は非小細胞肺がんに対する抗がん薬療法（ドセタキセル）での薬剤性間質性肺炎と診断されました。

また症状として共通なものとして、呼吸困難があります。これは特徴的な症状であり、安静時には感じない呼吸困難を、坂道や階段、平地歩行中や入浴・排便などの日常生活の動作の中で感じる

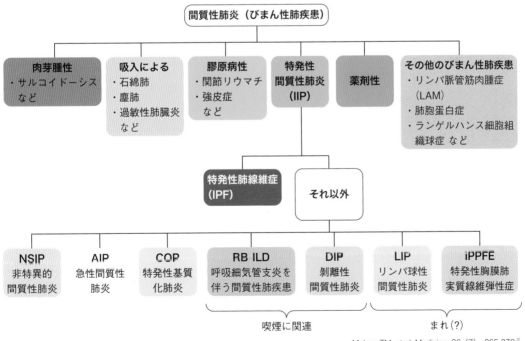

・Maher, TM. et al. Medicine. 36（7）, 265-272.[3]
・Travis, WD. et al. Am J Respir Crit Care Med. 188（6）, 2013, 733-48.[4]

図1 間質性肺炎の分類（文献2より転載）

①入院時
X線 CT

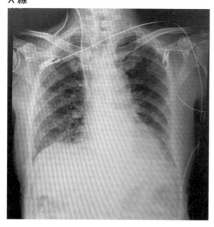 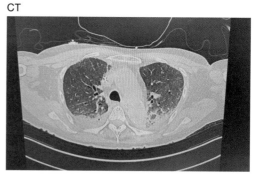

②2度目のICU入室時
X線 CT

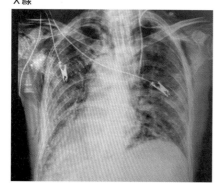 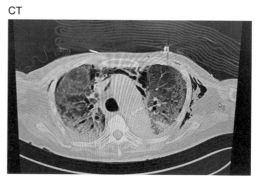

図2　入院時および2度目のICU入室時のX線とCT画像

ようになります（労作時呼吸困難）。季節に関係なく痰を伴わない空咳（乾性咳嗽）で悩まされる
こともあります。診断のきっかけとなるのは、胸部X線および胸部CT画像です。一般的には左右
両側性にびまん性（広汎性）に広がる陰影を示すため「びまん性肺疾患」＝「間質性肺炎」と、同
じ意味で用いられます。本症例の胸部X線および胸部CT画像は、図2に示す通りびまん性に障害
が認められています。

進行の早い病態

　本症例は進行の早い分類であり、入院から翌日にはHFNC（F_iO_2 80％）で酸素を投与（pH 7.491、
$PaCO_2$ 30mmHg、PaO_2 47mmHg、SO_2 85％）されています。気管挿管はその2日後です。ここでの
ポイントはせん妄症状が出現したことです。せん妄症状の原因はさまざまですが、せん妄の直接因
子に低酸素血症が挙げられます（表1）[5]。せん妄の因子は複合的であり、呼吸苦などの苦痛も要因
になり得ますし、呼吸苦は死を連想させる精神的な苦痛につながります。このような不安（トータ
ルペイン）もせん妄の要因となってきます。

表1 せん妄の直接因子（文献5を参考に作成）

①中枢神経系の疾患	②全身性の疾患	③そのほか
・脳血管障害：脳出血、くも膜下出血、脳梗塞など ・脳挫傷 ・脳腫瘍 ・低酸素脳症 ・感染症：脳炎、髄膜炎、神経梅毒、HIV脳症など ・てんかん	・代謝異常：低血糖、高血糖、尿毒症、肝不全、高アンモニア血症、電解質異常、ウェルニッケ（Wernicke）脳症など ・循環器・呼吸器の障害：心不全、心筋梗塞、呼吸不全、低酸素血症、ショック、CO_2ナルコーシスなど ・そのほか：甲状腺機能異常などの内分泌疾患、SLEなどの膠原病、熱傷、敗血症、悪性腫瘍、手術侵襲、貧血、脱水など	・薬物の影響 ・アルコール離脱 ・がんなどの終末期 ・疼痛、苦痛

せん妄症状は数日前より発症しており、低酸素血症と相まって重症な状態だといえます。この状態ではいつ急変してもおかしくありません。呼吸困難やパニック時には楽にしてほしい、助けてほしいという思いが強くなりますが、家族がそばにいる場合、家族も冷静ではいられませ

> ● **トータルペイン**
>
> 患者の苦痛を身体的要因、精神的要因、社会的要因、スピリチュアルな要因といった多方面でとらえる概念。

ん。「ゆっくり息を吸って」という声掛けは難しいこともあります。「家族がそばにいるだけで、十分力になっている」ということを繰り返し説明する必要があります。

　本症例の場合は、低酸素血症への対応や、呼吸苦への対応が鍵となります。酸素需要はどんどん上がっており、指示のもと酸素量を増量しています。酸素投与のデバイスも変更しておりHFNCを使用しています。間質性肺炎急性増悪時にはHFNCとNPPVが積極的に使用されるので、医師と情報共有を密に行いながらデバイスの変更を行なっていく必要があります。しかしせん妄症状が強くなりHFNCを外してしまったり、NPPV装着が困難となってしまったりする場合は、気管挿管を視野に入れた対応が必要となってきます。

　呼吸苦が出現する時にはどのような場面で出現するのかを確認しておく必要があります。体動時に呼吸苦が出現するのであれば、体動前にナースコールを押してもらい酸素濃度を上げておくこともできます。呼吸苦を取り除くための薬物療法では麻薬を使用することが多いですが、気管挿管を迷っている患者へは使用しにくいのが現実です。非薬物療法としては安楽な体位や、家族との面会時間の調整です。家で使用している嗜好品を持ち込んで少しでも安心できる環境を整えることも考慮します。

ARDSに準じた人工呼吸管理

●1度目のICU入室時

　Ⅰ型呼吸不全が主体であり線維化期まで進行していないDADと判断し、ARDSに準じた肺保護戦略を行いました。間質性肺炎はもともと肺が大きく障害されているため、不適切な陽圧換気による人工呼吸器関連肺損傷（VALI）のリスクが高いといった懸念がありました。CPAP管理にて5日間挿管管理をしましたが、本人の挿管中の苦痛も強く、VAPリスクも上がることから抜管の方

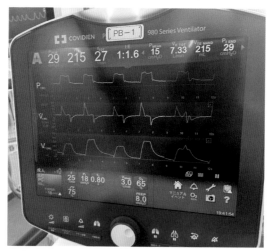

図3 コンプライアンス低下時のグラフィック

針となりました。P/F比 200 程度ではありましたが、SBT はクリアし抜管することができました。

●2 度目の ICU 入室時

　挿管後の呼吸器設定は、PC-AC、換気回数 26 回 /min、吸気圧 20 cmH₂O、吸気時間 0.7 秒、PEEP 8 cmH₂O でした。モニタリングでは、換気回数（f）27 回 /min、分時換気量（TV）310mL、一回換気量（MV）7.6mL、最高気道内圧（PIP）29cmH₂O、動脈血液ガス分析のデータは、pH 7.305、PaCO₂ 78.2mmHg、PaO₂ 82.4mmHg、HCO₃⁻ 38mmol/L で、呼吸性アシドーシスの状態でした。コンプライアンスが低下したグラフィック波形を示します（図3）。

　PC/AC モードで流量波形を見ると、換気量が少なく波形の山が細く小さくなっているため、コンプライアンスが低下していると判断します。実際に静的コンプライアンスは 13mL/cmH₂O とかなり低下した状態でした。そして線維化した肺は、VALI のリスクもありすでに気胸を発症している状態で、より一層肺障害を予防するための呼吸管理が重要となりました。実際のプラトー圧は 32cmH₂O であり、やや高い数値を示しています。身長は 167cm であり理想体重は 61.4kg であることから、一回換気量は 366mL 程度が望ましいですが、実際の一回換気量は 310mL と適切な換気とはなっていません。また本症例では、気道内圧を上げないために量規定換気（VCV）ではなく圧規定換気（PCV）で管理しています。それでもプラトー圧が下がらない場合は、自発呼吸を消すための鎮静薬や筋弛緩薬を使用するかどうかを検討していました。しかし、呼吸機能としては末期の状態と判断し、呼吸器との同調性不調（2 段呼吸）などは苦痛がないようであれば様子観察という臨床的判断となりました。

意思決定支援

　本症例は呼吸不全の状態から、気管挿管まで 2 日間ありました。その間、患者はせん妄を発症し、

自分でHFNCを外してしまう状態となりました。NPPVマスクも装着できる状態ではなく、気管挿管を希望していませんでした。しかし、家族は気管挿管を希望しており、家族が全員そろうまで様子を見ているしかない時間がありました。最終的には本人・家族を含めて気管挿管を希望しました。

> ● **アドバンス・ケア・プランニング（ACP）**
>
> 厚生労働省はACPを「人生の最終段階の医療・ケアについて、本人が家族らや医療者・ケアチームと事前に繰り返し話し合うプロセス」と定義。

　安易に治療を控えることや過度な予後告知は懸念されていますが、アドバンス・ケア・プランニング（ACP）についても考える症例でした。本症例のようにせん妄を発症して、意思決定が困難となる場合もあります。非可逆性の疾患では患者の意思決定の支援は重要です。対象となる患者は高齢者が多く、さらに増悪時や終末期は呼吸不全の悪化により十分な意思決定の話し合いが困難になることがあります。Aさんは1年前に非小細胞肺がんと診断されています。がんと診断された時にACPが始まることもあります。また急性の場合は疾患の経過について理解が不十分なこともあり、特に急性増悪に対する患者の理解を確認しておく必要があります。ACPは医療者やケアチームと話し合うこととされており、本人・家族の意思だけでなく、それを理解する医療者やケアチームが必要です。しかし、患者や家族がACPを行う心の準備ができていない時には、この話し合いは害になってしまいます。ACPを実践する上では、患者がどのように経過するのかを予測しておくことが不可欠であり、患者・家族と共有していくことが重要です[6]。どんな時でも、何度でも話し合いを重ねていくことができるため、終末期に限らず、健康状態が変化した時について話し合うことを提案すると議論が進みやすくなると思います。

フィジカルアセスメントの　キモ

🍀間質性肺炎は誘因となった原因の特定が大切であり、そのためには喫煙・嗜好歴や最近の薬物使用歴の詳細な問診が必要であり、膠原病などの身体所見の特徴を見逃さないようにする必要があります。

🍀経過は多様であり、急速に症状が進行するものから、慢性経過を呈するものまであること、加えて急性増悪や気胸・縦隔気腫など特徴的で重篤な合併症に至ることもしばしばあります。

🍀間質性肺炎の患者は、呼吸困難や息切れといった主観的な症状を訴えるケースが多いため、身体所見や検査データなどを組み合わせてアセスメントを行っていきます。症状や治療に伴う不安はないか、抑うつはみられないか確認することも大切です。

🍀看護の問題としては、ガス交換障害による呼吸困難が挙げられ、低酸素血症を改善することが目標となります。6分間歩行試験では経皮的動脈血酸素飽和度（SpO_2）が著明に低下し、酸素吸入によるQOLが改善、疲労が軽減されるかを確認していきます。

🍀呼吸音の聴取では細かく高い、紙をねじったようなパチパチ、プツプツという捻髪音が聴かれることもあります（表2）[7]。

表2 副雑音の主な種類（文献7を参考に作成）

音の連続性	音の性状	種類	考えられる疾患
音が続かず、途切れる	・細かく高い、髪をねじったような音 ・パチパチ、プツプツ	ファインクラックル ・細かい断続性副雑音 ・捻髪音 ※肺胞が虚脱して、正常な肺胞に遅れて解放するために生じる ※吸気終末に聴取される	間質性肺疾患、マイコプラズマ肺炎、クラミジア肺炎
	・粗く低い、お湯が沸くような音 ・ブクブク、ボコボコ	コースクラックル ・粗い断続性副雑音 ・水泡音 ※気道内の増加した分泌物の中で気泡が破裂して起こる ※呼吸・吸気ともに聴取される	ARDS、肺水腫、肺炎、気管支拡張症、気道分泌物を伴う炎症性疾患
音が一定時間以上続く	・高い、笛のような音 ・ピーピー、ヒューヒュー	ウィーズ ・高調性連続性副雑音 ・笛様音 ※細い気道の狭窄などによって生じる（隙間窓を開けた時に聞こえる音に似ている。 ※呼気で聴取されることが多い	喘息
	・低い、いびきのような音 ・グーグー、ブーブー	ロンカイ ・低音性連続性副雑音 ・いびき様音 ※気管や主気管支の太い気道の狭窄によって生じる ※呼気で聴取されることが多い	肺気腫、気管支拡張症
	・ヒューヒュー、ゼーゼー	ストライダー（吸気性喘鳴）：吸気で著名に聴取される	気道浮腫や上気道狭窄により生じる。

引用・参考文献

1) 則末泰博. ベッドサイドで使える低酸素血症の呼吸病態生理学—呼吸不全診療で着目すべきポイント. INTENSIVIST. 5（4），2013，695-704.
2) 阪本考司. 間質性肺炎の「キホン」を知ろう. みんなの呼吸器 Respica. 20（4），2022，448-51.
3) Maher, TM. et al. Diffuse parenchymal lung disease, Medicine. 36（7），265-272.
4) Travis, WD. et al. An official American Thoracic Society/European Respiratory Society statement: Update of the international multidisciplinary classification of the idiopathic interstitial pneumonias. Am J Respir Crit Care Med. 188（6），2013, 733-48.
5) せん妄を起こす直接の原因にはどのような疾患がありますか？. 看護 roo！. https://www.kango-roo.com/learning/6519/ [2023. 10. 10]
6) 萩本聡. ACP について比べてみよう（IPF と COPD の比較）. みんなの呼吸器 Respica. 20（4），2022，518-25.
7) 山本則子監. "副雑音の主な種類" フィジカルアセスメントポケット BOOK. 東京，照林社，2020，73.
8) 田中竜馬. Dr. 竜馬の病態で考える人工呼吸管理. 東京，羊土社，2014，380p.
9) 平岡栄治ほか編. 重症患者管理マニュアル. 東京，メディカル・サイエンス・インターナショナル，2018，712p.
10) 後藤安宣. 間質性肺炎の人工呼吸管理チェックポイント. みんなの呼吸器 Respica. 20（1）. 2022，70-5.

中山真代

間質性肺炎アセスメントチェックシート

発症の様子	● 呼吸困難感（共通して起こる）の程度を確認 　□乾性咳嗽 　□活動低下（QOL 低下） 　□酸素吸入による呼吸困難が改善される
進行具合	● 原因や診断によってその経過はまちまちで、数年にわたってゆっくり経過する慢性のものから、発症から数日で呼吸不全に至るものまである。 ● I 型呼吸不全が主体だが、背景の低肺機能がある場合は CO_2 貯留を認める。 ● 特発性肺線維症（IPF）の進行は、①慢性経過、②進行性、③不可逆性である。
性状	● 肉芽腫性　　　　　　　　　● 薬剤性 ● 吸入によるもの　　　　　　● その他のびまん性肺疾患 ● 膠原病性 　・特発性間質性肺炎（IIP） 　・特発性肺線維症（IPF） 　・それ以外
程度	● 軽症 　□労作時に低酸素をきたす　　□息切れ　　□安静時は息切れがない ● 重症 　□息切れのため外出が困難　　□身の回りのことができない
診断	● 胸部 X 線写真および胸部 CT 検査 　□左右両側性にびまん性（広汎性）に広がる陰影がある
呼吸困難の評価と対応	● 客観的なスケール：mMRC 息切れスケールを使用し評価 　※食事の前やトイレに行く前など、息切れを起こすタイミングがわかっていれば、その動作の前に酸素濃度を上げておくことも効果的。 　※間質性肺炎の増悪因子は喫煙や感染などがある。禁煙や感染症予防のためのワクチン接種、職場の安全対策などが挙げられる。
随伴症状	● 発症初期の多くは無症状だが、進行すると息切れや労作時呼吸困難、痰を伴わない乾性咳嗽が生じる。 ● また IPF に特徴的な身体所見として、聴診時に捻髪音を聴取したり、手指が太鼓をたたくばちのような形状に変化する「ばち指」を認めたりすることもある。

（中山真代）

❾ 敗血症の病態

\ **これだけ❗サマリー** /

➡ 敗血症の病態の主役は、病原体というより、病原体に対する生体防御反応である。
➡ 敗血症では、高サイトカイン血症によって炎症の悪循環が生じ、全身の臓器障害が進行していく。

敗血症とは

1980 年代、敗血症は細菌によって全身的な反応が起こっている状態とされていましたが、現在では、病原体ではなく、感染という侵襲に対する生体防御反応こそが、敗血症の病態の主役だと考えられています。2016 年に発表された敗血症の国際定義である Sepsis-3 では、敗血症は「感染症に対する制御不能な宿主反応に起因する生命を脅かす臓器障害」[1] と定義されており、コントロールを失った生体防御反応によって起こる臓器障害に重点が置かれています。

●敗血症の3つのキーワードとサイトカイン

敗血症の病態を理解するために、3つのキーワードがあります。1つ目は病原体関連分子パターン（pathogen-associated molecular patterns；PAMPs）で、病原体や毒素に関連した外因性物質です。2つ目はダメージ関連分子パターン（damage-associated molecular patterns；DAMPs）で、細胞がダメージを受けた際に発生する内因性物質です。DAMPs は細胞がダメージを受けているという警報（alarm）を与える物質であることから、alarmin とも呼ばれています。3つ目はパターン認識受容体（pattern recognition receptors；PRRs）と呼ばれるセンサーで、この PRRs が PAMPs や DAMPs という刺激物質を認識すると、好中球などの免疫細胞が活性化されます。そして、敗血症で重要な役割を担っているのがサイトカインです。サイトカインは、生体に侵襲が加わった際に起こる炎症反応をつかさどっている情報伝達物質です。これらのキーワードで敗血症を整理すると、まず感染により発生した PAMPs や DAMPs が PRRs で認識され、免疫細胞が活性化された結果、サイトカインが産生され局所で炎症が起こります。そして、多量に産生されたサイトカインが血流に乗り（高サイトカイン血症）、感染した局所以外の遠隔臓器にも炎症を引き起こします（見てわかる：敗血症の病態）。

●感染に対する生体防御反応

感染が起こった局所では、炎症の5徴候といわれる発赤・腫脹・熱感・疼痛・機能障害といった症状が観察されます。例えば、手に傷を負ったときなどには、傷の周囲が赤く腫れ熱を持ちますが、この発赤・熱感は、手に傷を負ったときの侵襲刺激（PAMPs・DAMPs による PRRs への刺激）に

見てわかる 敗血症の病態

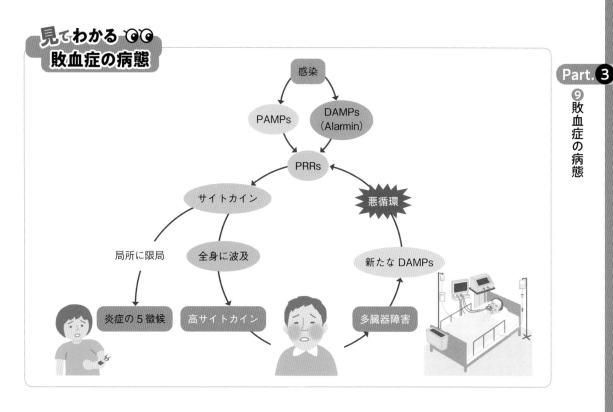

よって産生されたサイトカインなどが、血管を拡張させ血流が増加した結果として観察されます。血管拡張による血流増加は、免疫活動や組織修復に必要な酸素・栄養を多く届けられるといったメリットがあります。またサイトカインは、血管を構成している血管内皮細胞同士の間隙を広げる働きもあります。この働きによって分子量の大きい免疫細胞が血管外へ浸出できるようになり、体内に侵入してきた病原体を攻撃することができます。しかし同時に、血漿成分やタンパク成分も血管外へ漏出することとなり、これが腫脹（浮腫）として観察されます。ほかにも、サイトカインの刺激に好中球や血小板などが反応し、血管内に網目状のネットのような物質（neutrophil extracellular traps；NETs）ができます。このNETsは、血管内に侵入した病原体を捕らえて攻撃するほか、炎症による凝固能亢進の効果と相まって、感染を局所に封じ込める効果があり、感染制御に有益に働きます。

　敗血症では、これらの炎症反応が、高サイトカイン血症によって全身に及びます。血管拡張が全身に及ぶと、全身の血管抵抗の低下から血圧が低下しショックに至ります。一般的なショックでは皮膚は冷たく湿っていますが、敗血症では、上述の通り血管拡張が起こるため手足が温かいwarm shockをきたすことがあります。さらに、血管内皮透過性亢進によって全身の血管から血漿成分が漏出し、循環血液量が減少するためショックが増悪します。また、この血管拡張・血管内皮透過性亢進は、遠隔臓器におけるうっ血・浮腫となり、臓器の機能障害や酸素代謝障害を起こし、臓器そのものが障害を受けます。これらに加え、NETs形成が遠隔臓器に発生すると、直接、血管内皮細胞を傷害したり微小血栓を形成したりして、臓器の微小循環不全を起こします。

このように敗血症では、敗血症性ショックに加え、サイトカインによる直接的な臓器障害が重なり、**多臓器にわたって障害が発生します**。そして、障害を受けた臓器・細胞からは、また新たにDAMPsが産生され、さらに炎症が促進されるという悪循環が形成されてしまいます。

●敗血症と多臓器障害

呼吸に関する障害として、**急性呼吸促迫症候群**（acute respiratory distress syndrome；ARDS）を高頻度に合併します。ARDSの成因は、肺炎など肺自体を原因とする直接損傷と、敗血症や膵炎、全身熱傷などの肺以外に原因がある間接損傷とに大別されますが、間接損傷の原因として最も多いのは敗血症で、ARDS全体の約40%を占めるとされています。また、敗血症の経過中に約半数がARDSを発症するといわれており、敗血症が原因のARDSは、ほかの原因のARDSと比べ予後が悪いともいわれています[2]。

循環に関しては、血液分布異常性ショックに分類される敗血症性ショックが起こりますが、サイトカインによって心筋の収縮力が低下する敗血症性心筋症（sepsis-induced cardiomyopathy；SICM）を併発し、血液分布異常性ショックに心原性ショックが加わることがあります。また、重症関連コルチコステロイド障害（critical illness-related corticosteroid insufficiency；CIRCI）を合併する場合もあります。高サイトカイン血症では、過剰な炎症を制御するコルチゾールの分泌も増加しますが、敗血症では過剰な炎症に対してコルチゾールの分泌が追いつかなくなる、相対的副腎不全と呼ばれる状態になることがあり、難治性の低血圧（カテコラミンの感受性低下）を起こすことがあります。

意識の障害としては、敗血症関連脳障害（sepsis-associated acute brain dysfunction；SABD）があり、傾眠やせん妄、昏睡に至るまでの多様な症状を呈します。

そのほかにも、敗血症に合併する臓器障害として、急性腎障害（acute kidney injury；AKI）、播種性血管内凝固症候群（disseminated intravascular coagulation；DIC）、バクテリアルトランスロケーション（bacterial translocation；BT）、ストレス性高血糖、ICU-acquired weakness（ICU-AW）などがありますが、特に注目すべきものとして集中治療後症候群（post intensive care syndrome；PICS）があり、敗血症生存患者の約3人に1人が退院から6カ月後にADLに障害を残すとされています[3]。

●敗血症の病態生理まとめ

敗血症では、病原体により産生されたPAMPs・DAMPsをPRRsが認識しサイトカインが産生され、高サイトカイン血症となり全身で炎症が惹起されます。その結果、血管拡張、血管内皮透過性亢進、NETs形成などのさまざまな病態が全身で複合的に進行し、多臓器の障害をきたします。障害を受けた臓器からはまた新たにDAMPsが産生され、これが再びPRRsで認識され全身性の炎症が促進されるという悪循環が形成されます。

> **フィジカルアセスメントの キモ**
>
> 🍀 敗血症の症状は非特異的であるため、普段から敗血症の可能性を念頭に置いておきます。
>
> 🍀 敗血症では、ショック・臓器障害を判断するために、全身を総合的にアセスメントします。

敗血症をとらえる

　敗血症の症状は、全身性の炎症による非特異的な症状であるため、発見が遅れることがあります。また敗血症は、市中肺炎など感染が契機になって起こることもあれば、誤嚥性肺炎など既存の疾患に続発することもあります。敗血症を見逃さないためには、侵襲に対する生体反応や回復過程、原疾患の病態生理などのほか、治療に伴うデバイス・カテーテル類の感染リスクについても理解しておくことに加え、原疾患がしっかりとコントロールされているのか、敗血症になるリスクがあるのかどうか、医師や多職種と共にあらかじめ検討しておくことも重要です。

●qSOFA（quick sequential organ failure assessment）スコア

　敗血症の診断手順を図に示します[4]。敗血症の治療はスピードが重要であり、早期診断のツールとして qSOFA スコアがあります。意識・呼吸・収縮期血圧の3項目のうち2項目を満たす場合に敗血症と診断することを前提としますが、例えば術後の患者のように、敗血症以外でも qSOFA ≧

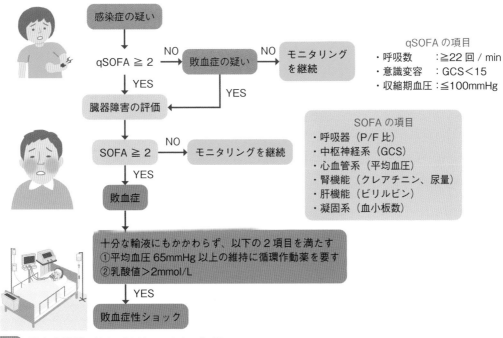

図　敗血症診断の流れ（文献5を参考に作成）

2点になることがあるため、判断が難しい場合があります。また、qSOFAには意識の項目がありますが、例えば、傾眠やつじつまの合わない言動、不穏など、意識障害の患者さんを見たときには、まず緊急度の高い脳卒中やせん妄を疑いフィジカルアセスメントを始めるはずです。その時に、敗血症の可能性も念頭にあれば、痰の量や性状・呼吸音、皮膚の所見、尿の性状、創部の状態、カテーテル刺入部などといった、感染に関する観察項目にも意識を向けることができます。ほかにもわれわれは、感染＝発熱というイメージを持ちやすいですが、qSOFAには体温の項目がないところに注目です。敗血症では、血管拡張によって熱放散が促進され、敗血症が進行していても体温が高くならない場合があるため、注意が必要です。また、他のスクリーニングツールとしてSIRS（systemic inflammatory response syndrome）がありますが、qSOFAはSIRSに比べ特異度は高いものの感度はいまいちであり[5]、敗血症国際ガイドライン（SSCG2021）では、qSOFA単独ではなく、SIRS（systemic inflammatory response syndrome）、NEWS（national early warning score）、MEWS（modified early warning score）などと併用してスクリーニングを行うべきとされています[5]。

●SOFAと敗血症性ショック

　感染を疑いqSOFA≧2点となった場合には、臓器障害の有無をSOFA（sequential organ failure assessment)[6]で評価し、SOFA≧2点となった場合に敗血症と診断されます。そして敗血症性ショックの有無を評価し、治療を行います。敗血症治療の2本柱は、感染源のコントロールと臓器障害の予防です。感染源のコントロールは、血液培養採取後の抗菌薬の1時間以内の投与、膿瘍ドレナージ、カテーテルの抜去などといった根本的治療になります。一方、臓器障害の予防としては、各臓器への適切な酸素供給（ショックからの離脱）が重要であり、そのために、乳酸値や平均血圧といった基準が設けられています。臓器障害の程度に関してはSOFAに具体的な数値が示されていますが、これらの数値に加え、生体情報モニターや輸液反応性、心拍出量、静脈血酸素飽和度などのモニタリング機器からの情報のほか、各種検査結果、それまでの経過、患者の個別性なども含め、総合的に患者をアセスメントし、治療を行います。そして、看護師にとって特に重要なのはフィジカルアセスメントです。呼吸の様子や呼吸音、皮膚の網状皮斑・capillary refilling time（CRT）、意識状態などの所見は、患者と接する機会が多いわれわれ看護師にこそ早期に発見することができる情報であり、これらの状態の変化を見逃さず、医師を始めとした多職種と情報共有することで、早期の治療介入へとつながります。

■ 敗血症のフィジカルアセスメントまとめ

　敗血症の症状は非特異的であるため、普段から敗血症の可能性を念頭に置いておくことが重要です。また、患者の状態変化を見逃さず、ショックや臓器障害の有無を多角的にアセスメントしていくことが重要です。

　PICSの観点から、鎮痛・鎮静・せん妄の管理や、栄養管理、早期離床なども重要です。複雑な

敗血症の病状や病期を正確に判断することは容易ではありませんが、患者の最終的なゴールを達成するために、その時に優先すべき治療・ケアを適切に選択できるよう、チームで協力してアセスメントを行っていく必要があります。

引用・参考文献

1) Singer, M. et al. The Third International Consensus Definitions for Sepsis and Septic Shock (Sepsis-3). JAMA. 315 (8), 2016, 801-10.
2) 服部貢士ほか. 敗血症性急性呼吸窮迫症候群 (ARDS) における肺水腫形成に寄与する血管透過性増大因子. 日本薬理学雑誌. 157 (4), 2022, 226-31.
3) Yende, S. et al. Long-Term Quality of Life Among Survivors of Severe Sepsis: Analyses of Two International Trials. Crit Care Med. 44 (8), 2016, 1461-7.
4) Seymour, CW. et al. Assessment of Clinical Criteria for Sepsis: For the Third International Consensus Definitions for Sepsis and Septic Shock (Sepsis-3). JAMA. 315 (8), 2016, 762-74.
5) Evans, L. et al. Surviving Sepsis Campaign: International Guidelines for Management of Sepsis and Septic Shock 2021. Crit Care Med. 49 (11), 2021, e1063-143.
6) Vincent, JL. et al. The SOFA (Sepsis-related Organ Failure Assessment) score to describe organ dysfunction/failure. On behalf of the Working Group on Sepsis-Related Problems of the European Society of Intensive Care Medicine. Intensive Care Med. 22 (7), 1996, 707-10.

三輪哲也

⑩ 敗血症のアセスメント&ケア

ケース紹介

- Aさん、男性、40歳代。身長175cm、体重80kg、予測体重70kg、BMI 26。
- 既往歴など：なし。ADL自立、喫煙指数0。
- 現病歴：

発症日、就寝中に胸痛を認め、緊急搬送となった。心臓カテーテル検査で冠動脈3枝病変を認め、同日に心拍動下冠動脈バイパス術（off-pump coronary artery bypass grafting；OPCAB）を施行した。2病日に人工呼吸器を離脱、肺うっ血に対して非侵襲的陽圧換気（NPPV）での呼吸管理を行いながら、利尿薬による水分管理、心機能低下（左室駆出率〔LVEF〕30%）に対するドブタミン投与、端座位や立位などのリハビリテーションを施行していた。

- 6病日・敗血症性ショック発症時の状況（図1）

主観的所見は寒い。悪寒の訴えがあり、シバリングを認めた。また、NPPVマスクを何度も触って外す動作や混乱した会話、起き上がり動作が頻回となり不穏状態となった。

- バイタルサイン・所見

GCS E4・V5・M4、鎮痛・鎮静スコア：RASS＋3、CPOT 4、ICDSC 4、体温40℃、心拍数130回/min、心電図波形 サイナスリズム、血圧86/44（58）mmHg、SpO₂ 91%、呼吸数60回/min、努力様呼吸（肩呼吸）、網状皮斑 陽性（mottling score 4）、末梢温暖、CRT未確認、尿量27mL/h。

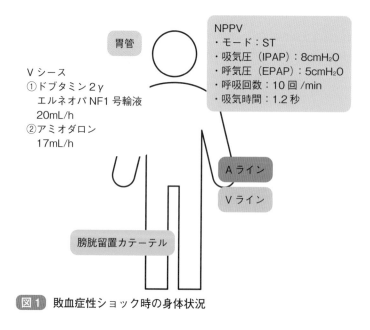

胃管

Vシース
①ドブタミン2γ
　エルネオパNF1号輸液
　20mL/h
②アミオダロン
　17mL/h

NPPV
・モード：ST
・吸気圧（IPAP）：8cmH₂O
・呼気圧（EPAP）：5cmH₂O
・呼吸回数：10回/min
・吸気時間：1.2秒

Aライン

Vライン

膀胱留置カテーテル

図1 敗血症性ショック時の身体状況

　発熱と血圧低下、呼吸数増加、意識の変容から、敗血症による状態変化の判断となった。輸液急速投与を行いながら、血液ガス分析、血液検査、血液培養2セット、尿・痰培養を採取し、アセトアミノフェンによる解熱を行ったが、不穏が増強した。不穏に対して、鎮静薬を使用するが、頻呼吸が持続し、気管挿管による人工呼吸管理が開始された。その後、術中より留置していた静脈（V）シースが感染源のカテーテル関連血流感染（catheter-related blood stream infection；CRBSI）の判断となり、中心静脈（V）ラインへの入れ替えが施行された。

● 7病日：敗血症性ショック安定化期の状況

経口気管挿管で人工呼吸管理。人工呼吸器設定は、PC-SIMV、F_IO_2 0.9、PEEP 8cmH$_2$O、吸気圧 25cmH$_2$O、PS 20、吸気時間 1.00秒、呼吸回数設定 15回/min、立ち上がり速度 0.20、実測値は一回換気量 450〜550mL前後、呼吸数 20回/min前後であった。

● バイタルサイン・所見

体温 36.5℃、血圧 116/79（91）mmHg、心拍数 70回/min、心電図波形　サイナスリズム、尿量 54mL/h、ノルアドレナリン 0.1γ、ドブタミン4γ、エピネフリン中断、バソプレシン 7U/h、鎮痛・鎮静薬はデクスメデトミジン、プロポフォール、フェンタニルを使用、RASS-3、CPOT 0、ICDSC 2。網状皮斑消失、末梢温正常。

血液検査データおよび血液ガス分析結果を下記に示す（表1、2）。

表1　血液検査データ

検査項目	6病日	6病日（ショック後）	7病日
WBC（×10³/μL）	9.4	19.9	20.5
RBC（×10⁶/μL）	3.91	4.27	3.59
Hb（g/dL）	10.9	11.9	10.1
Ht（%）	33.7	36.7	31.2
Plt（×10⁴/μL）	260	301	230
TP（g/dL）	5.9		5.9
ALB（g/L）	2.6		3.3
AST（U/L）	77	85	67
ALT（U/L）	56	73	59
T-bil（mg/dL）	0.7	1.5	1.0
ChE（U/L）	206		172
Na（mmol/L）	140	140	140
K（mmol/L）	3.9	3.7	5.2
Cl（mmol/L）	107	109	110
CRP（mg/dL）	8.15	12.41	15.47
BUN（mg/dL）	13.4	21.3	26.5
Cr（mg/dL）	0.90	1.69	1.34
eGFR（mL/min）	74.0	37.1	47.9

表2　血液ガス分析結果

検査項目	6病日	6病日（ショック後）	7病日
F_IO_2	0.5	1.0	0.9
pH	7.48	7.38	7.38
PaCO$_2$（mmHg）	30.3	33.1	36.1
PaO$_2$（mmHg）	136	65.3	64.3
Hb（g/dL）	11.1	11.9	11.4
SpO$_2$（%）	99	90	91
HCO$_3^-$	22.8	19.3	21.4
P/F比	272	65.3	71.4
Glu（mg/dL）	112	159	203
Lac（mmol/L）	0.8	2.4	1.7

はじめに

　OPCAB術後にCRBSIにより敗血症性ショックとなった症例です。敗血症性ショック発症時（6病日）と敗血症性ショックの安定化期（7病日）とに分けて、アセスメントと看護実践のポイントを解説していきたいと思います。

敗血症性ショック発症時（6病日）

●体温管理～シバリングは酸素消費量を増大～

　Aさんは「寒い」という悪寒があり、シバリングを生じて体温が40℃まで上昇しました。生体の中枢温は、37℃前後で設定（セットポイント）され、熱産生と熱放散のバランスで調節されています。感染症や手術など過大侵襲が生じると、生体防御反応として免疫担当細胞が活性化し、炎症性サイトカインが放出され、脳内の血管内皮細胞で発熱物質であるプロスタグランジンが産生されます。プロスタグランジンは、視床下部にある体温調節中枢に作用し、セットポイントを上昇させ、発熱します。

　シバリングは、セットポイントと体温に差がある場合に生じ、不随意に骨格筋を小刻みに収縮させることで熱を産生する反応です。シバリング発生時は代謝が亢進し、酸素消費量は著明に増大するため、酸素需給バランスが崩れます。そのため、悪寒とシバリングを認める場合は、セットポイントまで体温が上昇するよう速やかに保温を行うことが大切です。

●意識障害は身体変化の重要なサイン

　Aさんは敗血症性ショック発症時に、混乱した言動などがあり不穏状態でした。不穏やせん妄を発症する場合、身体的異常や薬剤の影響が原因であることが少なくありません。意識障害は、敗血症に限らずショックを身体所見から疑うための重要なポイントです。敗血症のスクリーニングとして使用されるqSOFA（表3）[1]、敗血症診断に使用するSOFA（表4）[2]の両者に、意識障害の項目がありますが、それは重要臓器である脳が低灌流に陥ることで意識障害が現れるからです。意識障害の原因は、脳疾患や血糖異常、代謝異常など鑑別すべき疾患が多数ありますが、意識障害が生じたときは緊急度が高いと判断します。本症例のように、不穏状態の発見は容易ですが、敗血症初期

表3　qSOFA スコア（文献1より作成）

1. 収縮期血圧≦ 100mmHg
2. 呼吸数≧ 22 回 /min
3. 意識の変容（GCS：15 点未満の意識低下）

感染症あるいは感染症を疑う病態で
3項目中2項目以上が存在する場合に敗血症を疑う

一般病棟や外来で、より早期に敗血症をスクリーニングするツール

表4 SOFA スコア（文献1より作成）

項目	1点	2点	3点	4点
呼吸器 PF比（mmHg）	＜ 400	＜ 300	＜ 200＋人工呼吸	＜ 100＋人工呼吸
凝固能 血小板（$10^3/\mu$L）	＜ 150	＜ 100	＜ 50	＜ 20
肝臓 ビリルビン（mg/dL）	1.2〜1.9	2.0〜5.9	6.0〜11.9	≧ 12.0
循環器	平均血圧 ＜ 70 mmHg	DOA ≦ 5γ または DOB	DOA ＞ 5γ Epi/NOA ≦ 0.1γ	DOA ＞ 15γ Epi/NOA ＞ 0.1γ
中枢神経 GCS	13〜14	10〜12	6〜9	＜ 6
腎臓 クレアチニン（mg/dL） or 尿量（mL/day）	1.2〜1.9	2.0〜3.4	3.5〜4.9 or ＜ 500mL/day	5.0 or ＜ 200mL/day

DOA：ドパミン、DOB：ドブタミン、Epi：エピネフリン、NOA：ノルアドレナリン

は「活気がない」、「反応が鈍い」など活動性が低下する意識障害も多いため、見逃さないための観察が大切です。

●呼吸数増加は、代謝性アシドーシスの代償反応かもしれない

A さんは、敗血症性ショック発症時に呼吸数 60 回/min と頻呼吸でした。呼吸数増加の原因として、PaO_2 65.3（表2より）mmHg、P/F 比 65.3mmHg と低酸素血症であること、高体温による代謝亢進で酸素需要が増加したことも影響していますが、それだけではありません。敗血症では、ケミカルメディエーターの作用により末梢組織の酸素需要増加、組織低灌流、細胞における酸素の利用障害が発生し酸素供給が不足した場合に、酸素を用いない嫌気性代謝となります。嫌気性代謝の結果、乳酸や水素イオンの産生が増加し、代謝性アシドーシスとなります。生体は、代謝性アシドーシスに対し、呼吸数増加による代償反応をします。A さんの6病日（敗血症性ショック後）の血液ガス分析結果においても、代謝性アシドーシスが生じており、代償反応としての呼吸数増加が考えられます。このような状態に陥っているときは、酸素供給量を上げ、酸素消費量を低下させる治療が必要です。本症例では、酸素供給量を上げるために NPPV の設定を調整し、酸素消費量を低下させるために鎮静薬とアセトアミノフェンの投与、シバリングへの対応を行いました。しかし、低酸素血症と呼吸仕事量の増加に対して NPPV によるサポートでは不足と判断し、経口挿管による人工呼吸管理が開始となりました。

バイタルサインの中でも、呼吸数の異常は、重症化の前兆として早期に出現しやすいです。呼吸数が異常になった際は、生体内でどのような反応が起こっているのかアセスメントすることが大切です。

●フィジカルアセスメントにおける循環管理

　Aさんは、敗血症性ショック発症時に末梢温暖、平均血圧58mmHg、乳酸値（Lac）2.4mmol/L、尿量27mL/h、網状皮斑 陽性（Mottling score 4）、CRT 未確認でした。これらの身体所見は、敗血症性ショックの循環管理を理解するためのポイントとなります。

●ショックの分類と末梢触知

　敗血症性ショックは、血液分布異常性ショックに分類されます。敗血症性ショックの初期は、ケミカルメディエーターの作用により血管内皮細胞の間隙が広がるため、末梢血管が拡張します。その結果、ショック時に末梢を触知すると温かく、「warm shock」といわれます。一方、そのほかのショックの分類である循環血液量減少性ショック、心原性ショック、心外閉塞・拘束性ショックの場合は、重要臓器の灌流維持のため末梢血管が収縮することから、末梢を触知すると冷たいことが特徴です。そのため、ショックが疑われる際は、末梢を触知することが大切です。

●初期蘇生

　敗血症性ショック発症時は、収縮期血圧ではなく、臓器灌流圧となる平均血圧を治療の指標とします。平均血圧は、「（収縮期血圧−拡張期血圧）÷3＋拡張期血圧」で求めます。

　敗血症性ショックの診断は、「平均血圧 ≧ 65mmHg 以上を保つために、輸液療法に加えて血管収縮薬を必要とし、かつ乳酸値 2.0mmol/L を超える場合」[2] と定義されます。通常、輸液療法は晶質液 30mL/kg 以上を3時間以内に投与します。また、Lac は臓器灌流が保たれているかの指標となるため、経時的な推移を観察します。

　Aさんは、敗血症性ショック時に平均血圧 58mmHg、Lac 2.4mmol/L と嫌気性代謝を認め、低酸素血症の状態でした。そのため、輸液負荷（晶質液 1L）とノルアドレナリンが速やかに投与開始されましたが、OPCAB 術後である A さんの場合、下記2点に配慮した循環管理が必要です。

　1つ目は、低血圧が持続することで、OPCAB でつないだグラフトの血流保持ができず、周術期心筋梗塞（perioperative myocardial infarction；PMI）を引き起こす可能性がある点です。そのため、モニター心電図による ST 変化や房室ブロック、不整脈の観察を行い、処置などが落ち着いた段階で 12 誘導心電図検査を施行しました。

　2つ目は、心筋梗塞の影響による心機能低下（LVEF 30%）を認め、ショック発症前からドブタミンが投与されている点です。敗血症性ショックでは、敗血症性心筋症と呼ばれる心機能障害が約 40 %の患者に合併する[2] との報告もあり、心機能低下症例に対して急速輸液負荷は病態を悪化させる可能性があります。A さんの場合は、心エコー検査や受動的下肢挙上（passive leg-raising；PLR）、動脈圧ラインの脈圧変動（pulse pressure variation；PPV）、中心静脈圧（central venous pressure；CVP）による輸液反応性を評価し、過度な輸液負荷を避ける管理を行いました。

●尿量

　Aさんは、敗血症性ショック時の尿量が 27mL/h です。尿量は「0.5mL/kg/h」未満で尿量低下と判断します。A さんの場合は体重が 80kg のため、尿量 40mL/h が基準となります。尿量は循環血液量や腎機能などさまざまな要素が反映された結果ですが、ショックになると腎血流量や腎灌流圧減少により尿量が低下しやすいため、時間尿量は大事な指標となります。経時的な変化を観察す

ることが大切です。

●皮膚所見

　ショックでは、皮膚や腸管、筋肉などの臓器血流が早期に抑制されるため、皮膚の所見は比較的早期に出現します。皮膚で確認する所見は発汗以外に、**網状皮斑と毛細血管再充満時間**（capillary refilling time；CRT）があります。

　網状皮斑では、膝や大腿に赤紫色の網目状の模様が現れます。Mottling score（図2）[3]は、網状皮斑の範囲をスコア化したもので、乳酸値と相関性[4]があります。Aさんの場合（図3）は、Mottling score 4点であったため、末梢循環不全の状態と評価し、経時的な観察を行いました。

　CRT（図4）は、爪床を5秒間圧迫し、圧迫を解除した後に爪床の赤みが回復するまでの時間を確認します。3秒経過しても赤みが戻らなければ、末梢循環不全の可能性があります。CRTは、指先を押すだけで末梢循環を評価できる簡便かつ非侵襲的な指標です。Aさんの場合は、不穏状態やほかの処置を優先した結果、CRTの確認ができていなかったことは反省すべき点でした。

●感染源特定のため、予測した観察と実践

　敗血症は、感染症が主な原因です。敗血症を疑う場合、原因となる感染症の診断が重要であり、病原微生物同定のために培養を採取します。その後、広域スペクトラムの抗菌薬を迅速に投与する必要があります。

　Aさんは、複数ルート類が留置され、心臓手術後という状況でした。この場合、感染源特定のための看護実践として、感染源として疑う部位を予測して観察し、各種培養採取の準備を行います。

　例えば、CRBSIを疑う場合は、刺入部の発赤や熱感、疼痛などを観察し、カテーテル関連尿路感染（catheter-associated urinary tract infections；CAUTI）を疑う場合は、尿混濁の有無、恥骨上部痛などを観察します。また、肺炎などの呼吸関連であれば、痰の性状や呼吸音の聴診を観察し、

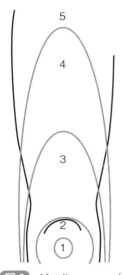

Mottling score	
0点	なし
1点	膝の中心にコインサイズで限局
2点	膝蓋骨上縁を超えない
3点	大腿中央を超えない
4点	鼠径靭帯を超えない
5点	鼠径靭帯を超える

図2 Mottling score（文献3より作成）

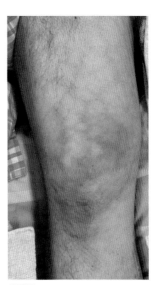

図3 Aさんの網状皮斑

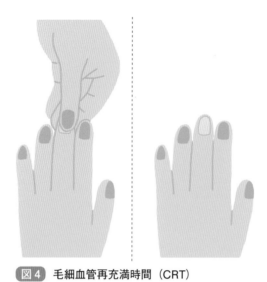

図4 毛細血管再充満時間（CRT）

手術後であれば、手術部位感染（surgical site infection；SSI）を疑い、創部の発赤や熱感、腫脹、滲出液の性状を観察します。

　感染源が膿瘍など身体内部の場合は、ベッドサイドで特定が困難であり、CT検査などの画像診断を行う必要があります。そのため、医師と治療計画を随時共有しながら、必要時、検査に迅速に出棟できるように、準備と関連部署との連絡調整を行います。

敗血症性ショックの安定化期（7病日）

●ショックの病期を見極め、人工呼吸器離脱に向けた看護を実践する

　Aさんは、敗血症性ショック発症から時間が経過し、7病日のバイタルサインは平均血圧91mmHg、Lac 1.7mmol/L、網状皮斑消失、尿量54mL/hと血行動態は改善傾向にあり、カテコラミンは漸減しています。敗血症性ショックの病期は、ショックからの安定化の段階と判断できます。

　この時点の問題は、F_IO_2 0.9と高濃度酸素を使用し、PaO_2 64.3mmHg、P/F比 71.4mmHg（表2より）と酸素化が悪いことです。長時間にわたり高濃度酸素を投与することは、肺障害の惹起[5]や吸収性無気肺[6]の危険性があります。そのため、酸素化が悪い要因をアセスメントし、その要因を除去するための看護実践を行い、酸素濃度を下げられる状態にすることが当面の目標となります。

　敗血症性ショック後の胸部X線画像を示します（図5）。敗血症では、高頻度で急性呼吸促迫症候群（acute respiratory distress syndrome；ARDS）を発症しますが、胸部X線画像で明らかな両側性の肺浸潤影は認めません。一方、正常であれば見えるべき左肺の横隔膜の線が消失し、シルエットサイン陽性です（図6）。聴診では、左下葉の呼吸音が消失していました。

　このことから、Aさんの酸素化が悪い要因は、敗血症性ショック時に血行動態の安定を優先して長時間安静臥床となった影響で、左下葉の下側肺障害（荷重側肺障害）発生に伴うシャントと判断しました。

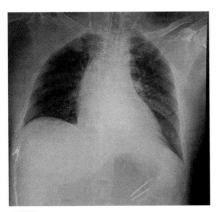

図5 敗血症性ショック発症後（第7病日）の胸部X線

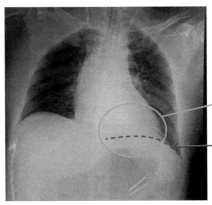

横隔膜の線が消失している。シルエットサイン陽性

正常であれば見えるべき横隔膜の線

図6 シルエットサイン陽性

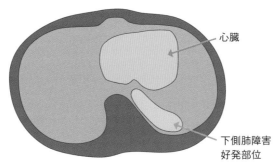

心臓

下側肺障害好発部位

図7 CT検査における心臓の位置と下側肺障害好発部位

　下側肺障害とは、安静臥床の影響により背側に生じる肺障害です。これは、長時間の安静臥床により、①重力による下側肺への気道分泌物沈下と貯留、②肺の重みによる下側肺の肺胞虚脱、③下側肺の血流増加による間質性肺水腫、④腹腔臓器の圧迫による横隔膜の運動制限、などの因子で発生します。特に、心臓は胸骨後の縦隔内に位置し、心臓の後部に位置する左下葉は、心臓の圧迫で虚脱しやすい部位です（図7）。下側肺障害の評価はCT検査が有用ですが、このように胸部X線画像や聴診、治療経過からも推察することができます。

　この下側肺障害を改善するには、腹臥位や前傾側臥位など背面を開放する体位ドレナージが有効です。依然、高流量のカテコラミンを使用しているため、体位変換による血行動態の変動に注意しながら、右向きの前傾側臥位を積極的に実践しました。下側肺障害に対する体位ドレナージは、1回の実施で劇的に良くなるものではありません。看護師は交代勤務体制のため、酸素化改善のための体位ドレナージを継続して実践できるように、勤務交代時にケアの根拠を引き継ぐことが大切です。

フィジカルアセスメントの 🍀 キモ

🍀 敗血症は、時間経過とともに臓器障害が進行するため、早期発見が大切です。入院患者の敗血症認知は、患者と最も身近な看護師のアセスメント能力がカギです。

🍀 意識障害は、身体変化の重要なサインのため見逃さないように観察しましょう。

🍀 ショックでは、末梢温や網状皮斑など皮膚から得られる情報が多いため観察しましょう。

🍀 敗血症性ショックの病期を見極めて、安静度を拡大するタイミングを逃さないようにしましょう。

引用・参考文献

1) Singer M, et al. The Third International Consensus Definitions for Sepsis and Septic Shock (Sepsis-3). JAMA. 315 (8), 2016, 801-10.

2) 日本集中治療医学会・日本救急医学会合同 日本版敗血症診療ガイドライン 2020 特別委員会編. 日本版敗血症診療ガイドライン 2020. 日本集中治療医学会雑誌. 28 (Suppl), 2021. https://www.jsicm.org/pdf/jjsicm28Suppl.pdf [2023. 9. 19]

3) Ait-Oufella, H. et al. Alteration of skin perfusion in mottling area during septic shock. Ann Intensive Care. 3 (1), 2013, 31.

4) Dumas G,et al.Mottling score is a strong predictor of 14-day mortality in septic patients whatever vasopressor doses and other tissue perfusion parameters. Crit Care.23 (1), 2019, 211.

5) Altemeier, WA. et al. Hyperoxia in the intensive care unit: why more is not always better. Curr Opin Crit Care. 2007, 13 (1), 73-8.

6) Magnusson, L. et al. New concepts of atelectasis during general anaesthesia. Br J Anaesth. 2003, 91 (1), 61-72.

7) 松嶋真哉. 荷重側肺障害の改善のためのポジショニング. 呼吸器ケア. 15 (3), 2017, 235-46.

8) 前澤俊憲. 敗血症とショックに気づく. レジデントノート. 23 (13), 2021, 2076-84.

9) 三好ゆかりほか. 敗血症の病態〜臓器障害と意識障害のサインとは. Emer-Log. 35 (2), 2022, 248-52.

10) 菅原隆広. 発熱のない患者が敗血症ショックとなったケース. みんなの呼吸器 Respica. 21 (2), 2023, 237-43.

11) 小川晃司. 日本版敗血症診療ガイドライン 2020 (J-SSCG2020) を看護としてどのように活用する？治療〜初期蘇生（輸液・循環の評価）、抗菌薬、補助療法（ステロイド）. 重症集中ケア. 20 (3), 2021, 17-24.

北達孝和

発症の様子	●感染を契機に急性に発症する。 ●熱発を伴う敗血症の場合、悪寒やシバリングを認める。 ●意識障害として、不穏状態は発見しやすいが、敗血症初期は「活気がない」「反応が鈍い」などの活動性が低下した意識障害もあるため、見逃さないことが大切。
進行具合	●敗血症／敗血症性ショックの診断基準である以下で臓器灌流圧、嫌気性代謝、臓器評価する。 ・平均血圧 65 ≧ mmHg ……… ※平均血圧の計算方法： 　（収縮期血圧－拡張期血圧）÷ 3 ＋拡張期血圧 ・Lac ＞ 2.0mmol/L ・SOFA スコア 2 点以上の急上昇
性状 （具体的な内容）	●意識障害（JCS、GCS）、不穏状態や活動性の低下 ●呼吸：高頻度で ARDS を発症する。 　□ 酸素化評価：PaO_2、P/F 比、SpO_2 　□ 換気評価：$PaCO_2$、一回換気量、呼吸数 　□ 呼吸数：呼吸数増加は代謝性アシドーシスの代償反応である可能性あり。 　□ 呼吸パターン：胸郭の上がり、努力様呼吸、呼吸補助筋の使用。 　□ 呼吸音：減弱、副雑音。安静臥床に伴う下側肺障害の可能性があり、背側の聴診が重要。 ●心拍数、平均血圧、Lac ●皮膚所見（視診・触診） 　末梢温：敗血症性ショック初期は温暖になる（warm shock）。 　　　　　冷感であればほかのショック分類を疑う。 ●網状皮斑（mottling score）、発汗、CRT ●尿量：0.5mL/kg/h 未満は尿量低下と判断し、経時的観察を行う。
程度 （痛みの程度）	●痛みの程度は症例ごとに異なる。 ●痛みが強い部位は、感染源の可能性がある。 ●痛みの程度は NRS（numerical rating scale）、CPOT（critical-care pain observation tool）、BPS（behavioral pain scale）で評価する。
部位 （異常がある 部位はどこか）	●局所的な熱感があれば感染源かもしれない。 ●留置カテーテル類に関連する感染兆候を観察する。 ●手術後であれば、SSI を疑って創部を観察する。 ●感染源が特定できない場合は画像診断を行う。
増悪・改善因子 （どうすると悪く・ 良くなるのか）	●敗血症性ショックの場合、酸素需給バランスを考えたケアを行う。 ●発熱時や血行動態が不安定な場合は、清拭やリハビリテーションなどの酸素消費量が増加するケアは避ける。
随伴症状 （副次的な症状）	●敗血症の症状は非特異的なため、"head to toe" 頭から足先まで全身の観察を行う。 ●随伴症状の観察は、原因疾患を見抜き、状態悪化の予防につながる。

（北逢孝和）

⑪ COVID-19 の病態

＼ これだけ❗サマリー ／

➡ 新型コロナウイルス感染症（COVID-19）は、新型コロナウイルス（SARS-CoV-2）により引き起こされる感染症です。

➡ 主症状は発熱、咳嗽、呼吸困難感です。

➡ 高血圧や糖尿病、肥満などの基礎疾患があると重症化する可能性が高くなります。

➡ 感染経路は飛沫感染、接触感染に加え、エアロゾル発生による経路があります。

➡ 予防策として、手洗いや N-95 マスクをはじめとした個人用防護具（PPE）の装着が必要です。

➡ 2023 年 5 月より、感染症法での 2 類相当感染症から 5 類感染症に移行しました。

感染経路

　一般的には SARS-CoV-2 ウイルスが呼吸器を介して感染します。感染したウイルスは気道で増殖します。感染経路は感染者からの咳やくしゃみ、会話などで発生する飛沫やエアロゾル（気体中に浮遊する微細な液体）の吸入による体内への侵入です。エアロゾルは空気中にとどまる性質があり、医療機関では少なくともエアロゾルが発生する処置（気管吸引、気管挿管、高流量鼻カニュラ酸素療法〔high flow nasal cannula oxygen therapy；HFNC〕など）を行う際は空気予防策に準じた対策が求められます。

スクリーニング

　COVID-19 は 2 類相当感染症から 5 類感染症に移行しましたが、現在でも社会的影響を考慮し、感染者の早期発見が求められています。特に病院では他患者への感染の危険性があるため、入院時のスクリーニングや入院後も発熱や感冒症状の早期発見が求められています。また無症状の患者も一定数いるため、渡航歴や感染者との接触歴を確認し、感染の可能性を確認する必要があります。

症状

　ほとんどの感染者は無症状や軽い感冒症状ですが、基礎疾患のある患者は重症化する可能性があります。重症化した際は肺炎を引き起こし、発熱、咳嗽に加え、酸素需要が生じる呼吸困難感の症状が現れます。酸素需要の程度により酸素カニュラなどの低流量システム、高流量システムである

HFNC、人口呼吸管理などの酸素化のサポートを行います。最重症化する場合は、急性呼吸促迫症候群（acute respiratory distress syndrome；ARDS）を反映した組織像であるびまん性肺障害（diffuse alveolar damage；DAD）の状態となります。DADの状態は滲出期、器質化期、線維化期と時間経過により変化します。

COVID-19肺炎の大きな特徴として、これらの病期の異なる病変が同一個体の肺葉内に同時に存在することが挙げられます[1]。重症化したCOVID-19肺炎では気管挿管し肺保護戦略を用い、場合によっては体外式膜型人工肺（extracorporeal membrane oxygenation；ECMO）の使用や腹臥位療法を行います。腹臥位療法の効果を表1にまとめます。また、仰臥位と腹臥位での肺の違いについても押さえておきましょう（見てわかる：仰臥位と腹臥位での肺の違い）[2, 3]。

重症化リスク因子

COVID-19では特定の属性や基礎疾患があると、集中治療が必要となるリスク（重症化リスク）が大きくなると言われています（表2、3)[4]。一般的にリスク因子の数が多くなるほど重症化リスクが高くなると考えられています。ワクチン接種を受けることにより発症予防効果や重症化率の低下効果があるとの報告があり、重症化リスクを軽減する手段の一つとなります。

●重症化リスク因子の把握

基礎疾患などの重症化リスク因子の把握は重要です。COVID-19では慢性閉塞性肺疾患、糖尿病、脂質異常、高血圧などの基礎疾患、高齢や肥満といった患者背景があると重症化する危険性があります。軽症で酸素需要のない状態で入院した患者であっても表2にあるようなリスク因子を要する場合は、肺炎を合併し重症化する可能性があるため、呼吸状態の観察が必要です。頻呼吸や努力呼吸が出現した場合は、酸素需要が増加している可能性があります。努力呼吸の場合、吸気では胸鎖乳突筋、斜角筋、僧帽筋が使用され、呼気では腹筋、内肋間筋、広背筋を使用します。鼻翼呼吸やシーソー呼吸が出現するようであれば、酸素療法を含めた呼吸補助が必要となります。

表1 腹臥位療法の効果

・背側に多く分布した血流が、腹側の健常肺へ再分布され換気血流が改善
・VALIの減少
・心臓に圧迫されていた左肺下葉換気の改善
・横隔膜運動の変化
・体位ドレナージによる気道分泌物の排出

見てわかる 👀 仰臥位と腹臥位での肺の違い

仰臥位

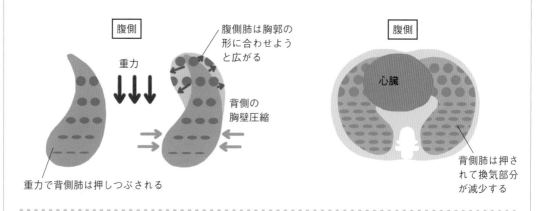

腹側

重力

腹側肺は胸郭の形に合わせようと広がる

背側の胸壁圧縮

重力で背側肺は押しつぶされる

腹側

心臓

背側肺は押されて換気部分が減少する

- -

腹臥位

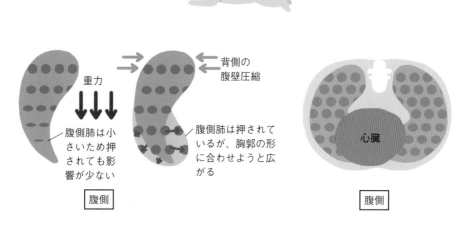

重力

背側の腹壁圧縮

腹側肺は小さいため押されても影響が少ない

腹側肺は押されているが、胸郭の形に合わせようと広がる

腹側

心臓

腹側

　肺は、背側にガス交換を行う血管や肺胞が多く分布しているため、仰臥位の姿勢では、重力によって押しつぶされてしまいます。
　一方で、腹側の肺胞は胸郭の形に合わせて広がり、過膨張となり、圧損傷を受けます。腹臥位療法では、重力が少なくなることで背側の無気肺や心臓に圧迫されていた左肺下葉換気の改善が期待されます。また、背側に多く分布していた血流が腹側の肺胞に再分布されるため、換気血流比が改善します。さらに、換気で取り込まれたガスが背側の肺胞に分布されることで肺胞あたりの換気量が少なくなるため、圧損傷の予防になり肺保護につながります。

（文献 2、3 を参考に作成）

表2 主な重症化のリスク因子（文献4より転載）

・65歳以上の高齢者	・高血圧	・固形臓器移植後の免疫不全
・悪性腫瘍	・脂質異常症	・妊娠後半期
・慢性呼吸器疾患（COPDなど）	・心血管疾患	・免疫抑制・調節薬の使用
・脳血管疾患	・HIV感染症（特にCD4 < 200/μL）	・慢性腎臓病
・肥満（BMI30以上）	・糖尿病	・喫煙

表3 重症化に関する基礎疾患など（米国CDCまとめ）〔文献4より転載〕

エビデンスレベル	高		低
悪性腫瘍	悪性腫瘍		
代謝	1型および2型糖尿病 肥満（BMI ≧ 30）	肥満（25 ≦ BMI < 30）	
心血管	脳血管疾患 心不全 虚血性心疾患 心筋症		高血圧
肺	間質性肺疾患 肺塞栓症 肺高血圧 気管支喘息 気管支拡張症 慢性閉塞性肺疾患 （COPD） 結核 嚢胞性線維症		気管支肺異形成
肝臓	肝硬変 非アルコール性脂肪肝 アルコール性肝障害 自己免疫性肝炎		B型肝炎 C型肝炎
腎臓	慢性腎臓病		
精神神経	不動 気分障害 統合失調症 認知症などの神経疾患 身体・精神障害	薬物中毒	
妊娠	妊娠・産褥		
喫煙	喫煙		
小児		基礎疾患のある小児	
遺伝	ダウン症候群	鎌状赤血球症	α1-アンチトリプシン 欠乏症 サラセミア
免疫	HIV感染症 臓器移植・幹細胞移植 免疫抑制薬の投与 原発性免疫不全症候群		

・US CDC. Science Brief: Evidence used to update the list of underlying medical conditions associated with higher risk for severe COVID-19. 15 June 2022.

■ 重症度分類

　ワクチンの普及や集団免疫の獲得により、成人では重症化する患者が減少している傾向にあります。しかし高齢者では誤嚥性肺炎や心不全の合併、リスク因子の多い患者では依然重症化し入院治療が必要となる患者もいます。そのため個々の患者の病状に応じて入院を含めた適切な治療を選択することが求められています。表4[4]に重症度分類を提示します。

●重症度に応じた呼吸のサポート

●軽症

　処置を講じなくても自然に軽快することが多いですが、発症2週目までに急速に病状が進行することがあります。病状悪化は低酸素血症として現れることが多いため、経皮的動脈血酸素飽和度（SpO₂）の測定や血液ガスデータのモニタリング、呼吸状態の観察が必要となる可能性があります。

●中等症

　中等症の患者は入院して加療することが原則です。薬物療法や、症状が増悪した際に酸素療法などの早期の対応が必要となるためです。入院治療では隔離された環境となるため、患者の不安に対する精神的なサポートも必要です。

●中等症 I：呼吸不全なし

　安静を保ち、十分な栄養や水分を摂取し、脱水に陥らないよう水分出納に注意してください。呼吸困難を訴えない患者もいるため、バイタルサインや SpO_2 の測定を定時的に行い低酸素血症を早

表4　重症度分類（医療従事者が評価する基準）（文献4より転載）

重症度	酸素飽和度	臨床状態	診療のポイント
軽症	$SpO_2 \geqq 96\%$	呼吸器症状なし or 咳のみで呼吸困難なし いずれの場合であっても肺炎所見を認めない	・多くが自然軽快するが、急速に病状が進行することもある ・高齢者では全身状態を評価して入院の適応を判断する
中等症 I 呼吸不全なし	$93\% < SpO_2 < 96\%$	呼吸困難、肺炎所見	・入院の上で慎重な観察が望ましい ・低酸素血症があっても呼吸困難を訴えないことがある
中等症 II 呼吸不全あり	$SpO_2 \leqq 93\%$	酸素投与が必要	・呼吸不全の原因を推定 ・高度な医療を行える施設へ転院を検討
重症		ICU に入室 or 人工呼吸器が必要	・人工呼吸器管理に基づく重症肺炎の2分類（L型，H型）が提唱 ・L型：肺はやわらかく、換気量が増加 ・H型：肺水腫で、ECMO の導入を検討 ・L型からH型への移行は判定が困難

期に発見することが重要です。高齢者では衰弱、誤嚥性肺炎、せん妄などの出現により全身状態が悪化する可能性があるため、より注意が必要です。

●中等症Ⅱ：呼吸不全あり

呼吸不全のため酸素投与が必要となります。呼吸不全の原因検索のため、酸素投与を行う前に動脈血液ガス分析（動脈血酸素分圧〔PaO_2〕、動脈血二酸化炭素分圧〔$PaCO_2$〕）が必要になります。ステロイドが投与されることもあるので、高血糖や高血圧に注意したモニタリングも必要となります。ステロイド投与下で酸素マスクによる酸素投与を行っても SpO_2 が93％を維持できない場合、人工呼吸器の使用が考慮されます。

●重症

COVID-19肺炎はL型とH型という2つの病態の概念があります。L型では肺は柔らかく（コンプライアンス正常）換気量が増加、換気血流比不均衡による低酸素血症、リクルートメントを必要とする肺胞が少ない状態です。H型は肺水腫により肺は硬くコンプライアンスが低下し、シャント血流の増加による低酸素血症、肺水腫による重症ARDS、リクルートメントを必要とする肺胞が存在する状態です。どちらも基本的にはARDSに対する肺保護戦略を用います[5]。肺保護戦略では①低一回換気量（6mL/kg）、②プラトー圧＜30cmH$_2$Oを目標、③プラトー圧の制限を優先するために高二酸化炭素血症を容認、④呼気終末陽圧（PEEP）は肺胞の虚脱を防ぐため高めのレベルに設定、⑤過剰な自発呼吸に対しては筋弛緩薬の投与を考慮します。

●L型

換気量が大きいと人工呼吸器関連肺損傷（ventilator-associated lung injury；VALI）を生じる可能性があるため、一回換気量のモニタリングが必要です。低酸素血症に対しては吸入酸素濃度（F_iO_2）の上昇で対応し、PEEPは8〜10cmH$_2$Oとして必要最低限に管理します。リクルートメントは必要としない場合が多く、腹臥位療法は上記に反応しない場合に考慮します。

●H型

重症ARDSとして対応を行います。高いPEEP（10〜14cmH$_2$O）を設定し、人工呼吸器によるサポートで低酸素血症が改善しない場合は、背側の無気肺を開放するため腹臥位療法が考慮されます。さらに上記でも低酸素血症の改善が乏しい場合はECMOの導入が考慮されます。

合併症

COVID-19ではサイトカインストームと言われる全身性炎症反応をきたすことがあります。サイトカインストームは、炎症性サイトカインが過剰産生されることで全身に炎症反応が起こり、血管透過性が亢進することで多臓器不全をきたすようになり、最悪の場合、死に至ります。

またCOVID-19では血管系の疾患も合併することがあります。ウイルスが血管内皮細胞に感染し炎症を引き起こすことで、血管内を損傷し血栓形成が起こると考えられています。血栓形成により脳梗塞や心筋梗塞、心筋炎などを合併する可能性があります。

一部の COVID-19 患者は感染後に長期的な健康障害をきたす可能性があり、COVID-19 後遺症と言われています。一般的には疲労、呼吸困難感、関節痛、筋肉痛、認知機能の低下、不眠症、うつ症状などの症状が起こることがあります。COVID-19 後遺症に関するメカニズムはまだ十分に理解されていません。

フィジカルアセスメントの キモ

♣ 流行状況を把握し、発熱や感冒症状のある患者のスクリーニングを行いましょう。

♣ 基礎疾患などの重症化リスク因子を把握しましょう。

♣ 重症度に応じた呼吸のサポートをしましょう。

引用・参考文献

1) 厚生労働省. 新型コロナウイルス感染症 COVID-19 診療の手引き. 第 9.0 版. 2023. https://www.mhlw.go.jp/content/000936655.pdf［2023. 10. 14］
2) 山下将志. 腹臥位療法. ICU ナースの知恵袋. 藤野智子編. 東京, 照林社, 2022, 168-9.
3) Scholten, EL. et al. Treatment of ARDS With Prone Positioning. Chest. 151（1）, 2017, 215-24.
4) 前掲書 1. "重症化のリスク因子". 10-2.
5) 3 学会合同 ARDS 診療ガイドライン作成委員会編. ARDS 診療ガイドライン 2021（PDF 版）. https://www.jsicm.org/publication/pdf/220728JSICM_ihardsg.pdf［2023. 10. 14］

勝亦博基

⑫ COVID-19 のアセスメント&ケア

ケース紹介

- ● A さん、70 代、男性、身長 171cm
- ● 既往歴：心筋梗塞（PCI 後）、高血圧
- ● 現病歴：発熱と呼吸困難感が 1 週間持続したため近医を受診し、新型コロナウイルス感染症（COVID-19）陽性と診断された。自宅療養していたが、3 日後に SpO_2 が 70％まで低下し当院へ救急搬送。当院到着時、P/F 比≦ 100 であり、COVID-19 による重症肺炎で ICU へ入院となった。肺保護換気と腹臥位療法で治療を行い、改善を認めた事例を紹介する。

■ 吸気努力の評価

　COVID-19 による重度肺障害での人工呼吸管理は、急性呼吸促迫症候群（acute respiratory distress syndrome；ARDS）の肺保護換気と同様に管理を行っていくと考えてよいでしょう。

　まず今回の事例では、救急搬送時の P/F 比≦ 100 であったため重症の呼吸障害と判断されました（Part.3-1 表 1〔p.34〕参照）。また、X 線画像と CT 画像から両側にすりガラス状の肺炎像と下側肺障害が起こっているのがわかりました（図 1）。

　COVID-19 の特徴として、強い吸気努力が起こりやすいことが特徴とされています。しかしその強い吸気努力は、胸腔内圧の低下により経血管壁圧（肺間質が血管内に水を引き込む圧）や経肺圧（肺胞内圧から胸腔内圧を引いた圧）を上昇させ、血管透過性亢進により肺水腫を増悪させます。ガス交換が障害されることで、さらに吸気努力が強くなり自発呼吸による肺傷害（patient self-inflicted lung injury；P-SILI）が起こってしまいます。そのため肺保護戦略として、低換気、自発呼吸の抑制を行います。

胸部 X 線画像　　　　　　　　CT 画像

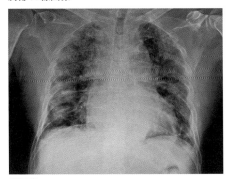 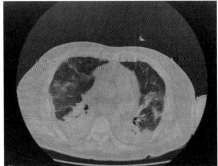

図1　入院時の胸部 X 線画像と CT 画像

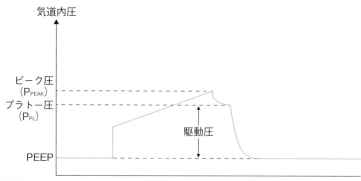

図2 駆動圧（driving pressure；⊿P）

表 予測体重の算出式

予測体重（男性）＝ 50 ＋ 0.91 ×（身長（cm）－ 152.4）
予測体重（女性）＝ 45.5 ＋ 0.91 ×（身長（cm）－ 152.4）

●酸素化能の評価

　吸気努力を評価するためには気道閉塞圧（$P_{0.1}$）を測定します。この事例では、気管挿管後、人工呼吸器を装着したタイミングで測定し、$P_{0.1}$ は 9 cmH$_2$O（$P_{0.1}$>3〜4cmH$_2$O で強い吸気努力あり）と強い吸気努力が認められました。

　また $P_{0.1}$ のほかに駆動圧をみることでも評価できます。駆動圧は driving pressure（⊿P）とも言われ、⊿P ＝一回換気量／C_{st}（静肺コンプライアンス：一回換気量 /〔プラトー圧 － PEEP〕）＝プラトー圧 － PEEP で求められます（図2）。人工呼吸器装着直後の駆動圧は 14cmH$_2$O でした。駆動圧は 14cmH$_2$O 以上で肺障害が増悪されるといわれています。そのため適正な PEEP の設定が必要となります。$P_{0.1}$ や⊿P のほかにも、呼吸回数が多いことも吸気努力が強いことを考慮するフィジカルアセスメントのポイントとなります。このとき、フェンタニルとミタゾラムで鎮痛・鎮静を行っていましたが P-SILI を予防するためには不足していたため、筋弛緩薬を開始し自発呼吸の抑制を行いました。また肺保護戦略として低換気を維持することが肺損傷予防のために重要とされており、一回換気量は 6mL/kg 未満が推奨されています。実測の体重ではなく、身長から予測体重を算出し換気量を設定します。患者の身長は 171cm ですので、予測体重は約 67kg となります（表）。ここから一回換気量は 67kg × 5mL/kg ＝ 335mL となります。これより事例での人工呼吸器の設定は、モード AC/VC、換気量 350mL/ 回、呼吸回数 15 回/min、酸素濃度 100%、PEEP 14cmH$_2$O となりました。

●酸素化能の評価

　次に肺の酸素化能がどの程度なのかを考えます。酸素化を知るためには、肺胞気－動脈血酸素分圧較差（difference alveolar arterial O$_2$ partial pressure；A-aDO$_2$）をみます。計算式は A-aDO$_2$ ＝ P_AO_2 － PaO_2 で求められます。P_AO_2 は肺胞気酸素分圧（alveolar oxygen partial pressure）で、

$P_AO_2 = P_IO_2 - P_aCO_2$（動脈血二酸化炭素分圧）/R で求めます（R は呼吸商：0.8）。P_IO_2 は吸気酸素分圧（inspiratory O_2 partial pressure）で（760 − 47）× F_IO_2 で求めます（760 は大気圧 760mmHg、47 は水蒸気圧 47mmHg で 1 気圧中では不変）。これをまとめると A-aDO$_2$ =（760 − 47）× F_IO_2 −（$PaCO_2$/0.8）− PaO_2 となります。

　この事例で計算すると、入室時は PaO_2 94.3mmHg、$PaCO_2$ 35.9mmHg、F_IO_2 1.0 でしたので、AaDO$_2$ =（760 − 47）× 1.0 −（35.9 ÷ 0.8）− 94.3 = 573.8 となります。正常では 10mmHg 以下ですので、酸素化能はとても悪いことがわかります。酸素化能は拡散障害、シャント、換気血流比不均衡分布（V_A/ Q ミスマッチ）の存在で増悪します。

●画像評価

　入院時の胸部 X 線画像と CT 画像より COVID-19 に特徴的な両側のすりガラス状陰影と下側肺障害が起こっているのがわかります。画像所見とともに呼吸音の聴診を行い、副雑音がないか、左右差の有無を確認します。上記の拡散障害、シャント、換気血流比不均衡分布（V_A/Q ミスマッチ）が存在していると考えられたので、障害を改善するために腹臥位療法を入室 4 時間後から実施しました。腹臥位療法はさまざまな生理的効果により酸素化を改善します。

　まず肺リクルートメントにより 20%程度の肺コンプライアンスの増加と機能的残気量（functional residual capacity：FRC）が 2 倍以上増加します。また背臥位では血流は重力の影響もあり背部に多く集まります。下側肺障害の場合、下葉に障害肺胞が多くあるため、高濃度の酸素を吸入しても効果的にガス交換ができず、血液内の酸素分圧は低くなってしまいます。腹臥位にすることで、重力による血流分布の影響が少なくなり、胸腹部への血流分布が是正されます。換気分布でも背臥位では背側は心臓や臓器の重力により圧迫されてしまいます。腹臥位にすることで、圧迫が解除され肺胞サイズがより均一になります。これにより肺胞のリクルートメント効果が期待できます。

　この事例では初日は 9 時間の腹臥位を実施しました。腹臥位開始 3 時間後の血液ガス分析は $PaCO_2$ 46.6mmHg、PaO_2 117.8mmHg（F_IO_2 0.6）、この時点での P/F 比は 196、A-aDO$_2$ は 251.8mmHg と入室時よりも改善していると評価できます。6 時間後では $PaCO_2$ 47.8mmHg、PaO_2 77.6mmHg（F_IO_2 0.35）となり、P/F 比 221、A-aDO$_2$ 112.2mmHg とさらに改善が認められました。これにより腹臥位療法の効果があると評価できます。また駆動圧も、プラトー圧 23cmH$_2$O − PEEP 14cmH$_2$O = 9cmH$_2$O と改善しました。日中は背臥位（左右の体位交換は実施）、夜間（17 時～翌朝 9 時）の腹臥位療法を継続しました。腹臥位にすることで背側にも均一に換気が届き、血流に対して換気量が改善されるため酸素化が改善されます（図 3）。

　入室 4 日目まで腹臥位療法を実施し、4 日目の日中背臥位時の血液ガス分析で $PaCO_2$ 40.9mmHg、PaO_2 98.4mmHg（F_IO_2 0.35）となり P/F 比 281、A-aDO$_2$ 100mmHg と入室時と比べて著明な改善が認められました。X 線画像（図 4）でも両側のすりガラス状陰影は改善されていることがわかります。筋弛緩薬投与を終了しても吸気努力が増大しないことを確認し、このタイミングで自発覚醒トライアル（SAT）、自発呼吸トライアル（SBT）を開始しました。水分管理を行った上で入室 7 日目に抜管となりました。

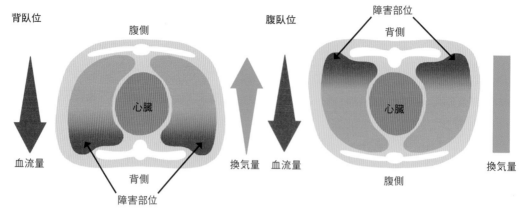

図3 背臥位と腹臥位による換気血流比の違い

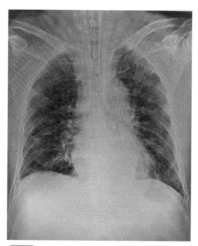

図4 胸部X線画像（入室3日目）

腹臥位療法時の注意点と観察ポイント

　COVID-19による重症肺炎に対して腹臥位療法が効果的であることは、さまざまな文献でも推奨されるようになってきました。ただし、腹臥位療法にはいくつかの注意点があります。今回の事例も踏まえて注意点と観察ポイントをまとめていきます。

●皮膚トラブル（圧迫による皮膚損傷）

　腹臥位療法は16時間以上維持することが予後改善のために必要だとされており、長時間の同一体位となるため皮膚トラブルが高頻度で発生します。好発部位は前額部、耳介部、前胸部（特に乳頭周囲）、肋骨弓部、腸骨部、膝部です。身体の前面が圧迫されるため、骨突出部が背臥位と変わります。好発部位には、腹臥位を実施する前準備として、皮膚保護薬（当院ではメピレックス®ボーダーやハイドロサイトを使用）を貼付します（図5）。

　また腹臥位では腋窩部が過伸展になったり、圧迫されたりすることで腕神経叢損傷が起こること

もあるので、クッションなどを用いてポジショニングを行い予防します（図6）。COVID-19やARDSで腹臥位を行う場合、全身の浮腫を伴っていることもあり皮膚損傷のリスクはさらに高くなります。今回の事例でも、腹臥位開始1時間後ですでに圧痕が出現しており、同一部位が圧迫されないよう除圧を1〜2時間ごとに実施しました。腹臥位から背臥位へ戻した際に、全身の皮膚状態を観察し、除圧が不足している部分がなかったかを評価し、次回実施時に皮膚保護薬貼付部位やクッション位置を調整できるように看護記録に残していきます。皮膚トラブルが起こったときには写真などで全スタッフが把握できるようにします。

●チューブ類の事故抜去

　長時間の同一体位であることや、チューブ類は身体の前面で固定されていることが多いため腹臥位中は観察がしづらくなってしまいます。特に挿管チューブは固定がずれると換気にも影響が出ますので、前準備として固定の強化が必要です。腹臥位実施前に口腔ケアを行い、チューブ固定を行うとずれにくくなります。腹臥位時は顔面にはC型の枕を使用し、挿管チューブが閉塞しないようにしています。

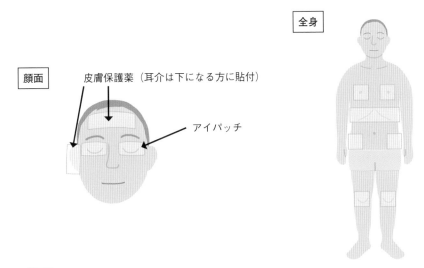

顔面　皮膚保護薬（耳介は下になる方に貼付）　アイパッチ

全身

図5　皮膚保護薬の貼付部位

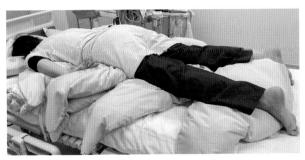

図6　クッションを用いた腹臥位ポジショニング

●血行動態の変化

　血流は重力の影響を受けるので、腹臥位にするとまず腹腔内圧が上昇します。背臥位では腹部臓器に囲まれている下大静脈、腹臥位では臓器の影響が少なくなるので静脈還流量が増えることが予測されます。しかし末梢血管の抵抗は増加するため、心臓の後負荷が増大します。患者の心機能によって血行動態は変化します。この事例では、自発呼吸を抑制するために筋弛緩薬を投与した影響もあり腹臥位開始後に血圧低下を認めたため、ノルアドレナリン®の投与と外液負荷で平均血圧が65mmHg以上を維持できるように調整しました。

　末梢循環を評価するために、毛細血管再充満時間（CRT）をチェックし循環不全が起こっていないかも確認します。また手足の触診を行い、冷感がないか、じっとりとした湿潤状態ではないかを観察します。冷感や湿潤は循環不全の兆候となります。ほかにも乳酸値や中心静脈血酸素飽和度（central venous O_2 saturation；$ScvO_2$）の値でも循環不全を評価することができます。腹臥位開始後、乳酸値は0.3mmol/L、$ScvO_2$は78.4%と循環不全の所見はみられませんでした。腹臥位から背臥位へ戻す際は逆のことが起こるので、再度血圧の変動が起こりやすくなります。**腹臥位実施期間は観血的動脈血圧を常にモニタリングすることが必要です。**

●腹腔内圧の上昇

　上記血行動態の変化でも述べましたが、腹臥位療法中は腹腔内圧が上昇します。それにより腎障害や肝障害が起こりやすくなります。尿量の変化や皮膚の黄染が起こっていないか観察を行います。腹腔内圧を評価するために膀胱内圧（IAP）を持続モニタリングし、過度の圧がかかっていないか観察が必要です。

　また胃部も圧迫されるため、嘔吐にも注意が必要です。筋弛緩薬使用中は腸管運動も抑制されるため、腹臥位実施前に胃管から吸引やドレナージを行い、嘔吐予防を行います。

　腹臥位療法を実施する際は人員の確保が必要です。安全に実施するためには最低でも5人程度を確保できるようスタッフの調整を行います。医師、理学療法士（PT）、看護師、臨床工学技士で役割を決めて実施しています。

フィジカルアセスメントの 🌼 キモ

- 🌼 COVID-19による肺障害がどの程度などか、画像や血液データなどから予測しましょう。
  - ・酸素化能はP/F比やA-aDO_2で評価。
  - ・吸気努力は$P_{0.1}$や駆動圧、呼吸回数、人工呼吸器のグラフィックで評価。
- 🌼 腹臥位療法では、効果があったかどうか経時的に評価しましょう。
- 🌼 腹臥位療法の合併症や注意点を考慮した、全身の観察をしましょう。

引用・参考文献

1) 3学会合同 ARDS 診療ガイドライン 2016 作成委員会編. ARDS 診療ガイドライン 2016（PDF 版）. 2016, 293p. http://www.jsicm.org/ARDSGL/ARDSGL2016.pdf［2023.9.19］

2) 刈谷隆之ほか. 肺保護換気戦略の最新知識－臨床的なアプローチ－. Clinical Engineering. 30（8）, 2019, 749-56.

3) 日本呼吸ケア・リハビリテーション学会 酸素療法マニュアル作成委員会ほか編. 酸素療法マニュアル（酸素療法ガイドライン 改訂版）. 東京, 日本呼吸ケア・リハビリテーション学会, 日本呼吸器学会, 2017, 144p.

4) 宮川哲夫ほか. 腹臥位療法. Clinical Engineering.30（8）. 2019, 757-65.

齊藤奈穂

発症時期	● COVID-19 の陽性判定はいつか。 ● 症状が出現したのはいつごろか。 ● 症状が悪化したのはいつごろか。
肺障害の程度	● X 線画像や CT 画像の確認。
酸素化能の評価	● 投与酸素量。 ● 動脈血液ガス分析で $PaCO_2$、PaO_2、採血データで Hb。 ● P/F 比、$A\text{-}aDO_2$ を算出し、経時的に評価。
吸気努力の程度	● $P_{0.1} > 3\sim4cmH_2O$ で吸気努力あり。 ● 駆動圧（ΔP）$\geqq 14cmH_2O$ にならないような PEEP 設定になっているか。 ● 人工呼吸器のグラフィックで二段呼吸やサギングがみられていないか。
腹臥位療法の 適応か 禁忌ではないか	● P/F 比＜ 150 の肺障害であるか。 ● 呼吸不全の発症から時間が経過していないか（48 時間以内が理想）。 ● 腹臥位禁忌項目（広範な腹部熱傷、頭蓋内圧上昇、大量喀血、妊婦、顔面頸部外傷、脊椎疾患で不安定性がある、胸骨正中切開術後）に該当しないか。
腹臥位の前準備	● 皮膚トラブル好発部位に皮膚保護薬が貼付できているか（前額部、耳介部、前胸部、肋骨弓部、腸骨部、膝部）。 ● ポジショニング用のクッションはそろっているか。 ● 挿管チューブなどの固定の強化。 ● 経腸栄養は事前に中止しているか。 ● 観血的動脈圧がモニタリングできているか。 ● IAP がモニタリングできているか。
腹臥位療法中	● 背部の呼吸音の聴取（副雑音の有無、呼吸音の増大があるか）。 ● ドレナージ効果による排痰量の変化。 ● 皮膚の圧痕や同一体位による皮膚トラブルが起こっていないか（1〜2時間ごとに除圧の実施）。 ● 循環動態に変動はないか（血圧の上昇や低下、末梢循環不全の所見がないか）。
腹臥位療法後	● 酸素化能の評価（腹臥位前から P/F 比や $A\text{-}aDO_2$ の改善があるか）。 ● 循環動態に変動はないか（血圧の上昇や低下）。 ● 皮膚トラブルは起こっていないか。

（齊藤奈穂）

⓵⓷ COPD（急性増悪）の病態

＼これだけ⚡サマリー／

➡ 慢性閉塞性肺疾患 (chronic obstructive pulmonary disease；COPD) は、主にたばこ煙に起因する慢性気道炎症かつ／または気腫性病変によって起こり、不可逆的な閉塞性肺疾患です。さらに呼吸器感染症などを原因とした炎症が加わることによって増悪します。

➡ 急性増悪では、気道の狭窄や過剰な分泌物により呼気の吐き出しにくさ（気流閉塞）を悪化させます。吐き出しきれなかった空気 (air trapping) により肺過膨張を生じさせ、呼吸仕事量が増大することで呼吸筋を疲労させます。

➡ COPD 急性増悪でのガス交換障害は、換気血流比不均衡と呼吸筋疲労による肺胞低換気で、低酸素血症と高二酸化炭素血症を引き起こします。

COPD とは

●定義

　COPD は「タバコ煙を主とする有害物質を長期に吸入曝露することなどにより生ずる肺疾患であり、呼吸機能検査で気流閉塞を示す。気流閉塞は末梢気道病変と気腫性病変がさまざまな割合で複合的に関与し起こる。臨床的には徐々に進行する労作時の呼吸困難や慢性の咳・痰を示すが、これらの症状に乏しいこともある」[1] と定義されます。

　COPD の増悪は「息切れの増加、咳や痰の増加、胸部不快感・違和感の出現あるいは増強などを認め、安定期の治療の変更が必要となる状態をいう。ただし、他疾患（肺炎、心不全、気胸、肺血栓塞栓症など）が先行する場合を除く。症状の出現は急激のみならず緩徐の場合もある」[1] と定義されます。

●急性増悪の原因

　呼吸器感染症と大気汚染が多いですが、約 30% の症例で原因の特定ができません[1]。

●病態

　COPD は、慢性気道炎症かつ／または気腫性病変によって起こります。

●慢性気道炎症

　①炎症により気管支平滑筋が肥厚し、気管壁が厚くなることで気管支内腔が狭窄します。

　②炎症により分泌物を産生する細胞（杯細胞）の増加や線毛運動が低下することにより、過剰な

見てわかる 👀 COPD（急性増悪）の病態

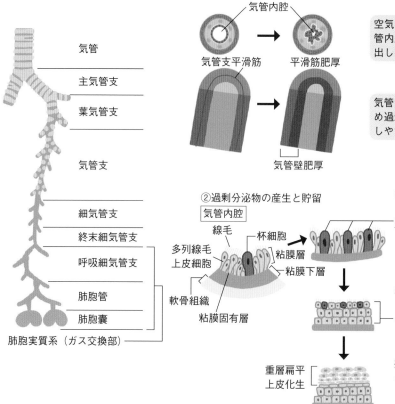

気道炎症

①気道の狭窄や消失

気管内腔

気管支平滑筋 → 平滑筋肥厚

空気の通り道である気管内腔が細くなり吐き出しにくくなる

気管壁肥厚

気管内腔が細くなるため過剰な分泌物で閉塞しやすくなる

気管
主気管支
葉気管支
気管支
細気管支
終末細気管支
呼吸細気管支
肺胞管
肺胞嚢
肺胞実質系（ガス交換部）

②過剰分泌物の産生と貯留

気管内腔

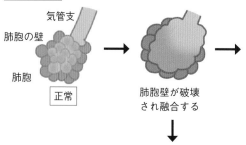

線毛
多列線毛上皮細胞
杯細胞
粘膜層
粘膜下層
軟骨組織
粘膜固有層

粘液物質（ムチン）を産生する杯細胞の増生＝過剰粘液産生

基底細胞の増加（多列化）＝粘膜層の増加

重層扁平上皮化生

線毛上皮の減少＝粘液（喀痰）の輸送能の低下→過剰な粘液が気道にとどまる（微生物の繁栄層）

気腫性病変

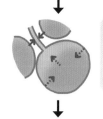

気管支
肺胞の壁
肺胞
正常

肺胞壁が破壊され融合する

②肺胞が融合し縮みにくくなる（弾性収縮力の低下）

細気管支の狭窄と肺胞弾性収縮力の低下により、空気を押し出す力が低下し、吐き出しにくくなる

①肺胞血管床の減少

肺胞と血管が接する部分の減少

呼吸床の減少

吐き出しきれずに空気が残る（air trapping）

吐き出せない空気が蓄積し、肺過膨張となる

痰の産生貯留や気道閉塞を引き起こします。

● 気腫性病変

肺胞壁が破壊され融合すると、肺胞が縮みにくくなります（弾性収縮力の低下）。

①空気を押し出して、素早く吐き出す力が低下（気流閉塞）します。その結果、吐き出しきれなかった余分な空気が残り（air trapping）、肺過膨張となります。

②肺胞が融合することにより肺胞血管床が減少し、肺胞と血液の接する部分が減るためガス交換障害を引き起こします。

● 急性増悪の場合

呼吸器感染症や大気汚染などの原因により、炎症が増悪し、気流閉塞の悪化や粘液産生の増加を起こします。その結果、努力呼吸が増し、換気血流比不均衡や呼吸筋疲労による肺胞低換気から低酸素血症や高二酸化炭素血症を生じさせます。

● 肺過膨張による呼吸筋利用の増大

Air trapping が起こると肺過膨張となり、その状態が続くことにより横隔膜の平低化が起こります。平低化が起こると吸気時に横隔膜の可動制限が起こり、強い吸気努力が必要となり呼吸仕事量を増加させ、呼吸筋疲労を起こします。また呼気終末でも余分な空気が残り内因性 PEEP を発生させます。内因性 PEEP がある状態ではさらに吸気努力を要し、呼吸仕事量を増加させます。

● ガス交換障害

先述のとおり、COPD 患者ではガス交換障害を生じます。急性増悪により炎症が増悪すると気道の狭窄や閉塞、過剰な分泌物の貯留により換気血流比不均衡を生じ、低酸素血症となります。また、呼吸筋疲労を起こすことで肺胞低換気を生じさせます。元々 II 型呼吸不全があるような COPD 患者では安定期から二酸化炭素貯留傾向であるため、増悪により高二酸化炭素血症が急激に進めば、CO_2 ナルコーシスとなり、意識障害を引き起こすリスクを増大させます。

CO_2 ナルコーシス

呼吸中枢は酸素と二酸化炭素に刺激され、換気量を維持しています。

末梢化学受容器である、大動脈小体と頸動脈小体では酸素の低下を感知し、呼吸を促進します。また、中枢化学受容器である延髄では二酸化炭素の上昇を感知し呼吸を促進します。そのバランスにより換気の調整を行っています。しかし、II 型呼吸不全患者では、中枢化学受容器への刺激がなくなっており、末梢化学受容器でのみ呼吸の調整を行っていることになります。その状況で余剰な高濃度の酸素吸入を行うと、末梢化学受容器が酸素は十分にあると感知し、呼吸を抑制し、自発呼吸を減弱させます。これにより二酸化炭素をさらに貯留させ、重症の呼吸性アシドーシスを呈し、意識障害・呼吸停止を引き起こす可能性があります（図 1）。

COPD 増悪時の検査

　COPD の診断や病期の分類では呼吸機能検査が必要不可欠ですが、急性増悪時では呼吸機能検査は行えないことが多いです。前述した酸素化とガス交換能を速やかに調べるため、特に酸素療法や換気補助療法の適応を判断するためにも SpO_2 値や動脈血液ガス分析が重要です。X 線所見では、横隔膜の平低化や滴状心を確認することができます（図2）。CT 画像所見では気管壁肥厚を確認することができ、進行した COPD を判断するのに有用です。感染や心不全が疑われた場合には炎症反応や心エコーなどそれに伴った検査が必要となります。また、近年流行している新型コロナウイルス感染症（COVID-19）の感染症状と COPD 増悪時の症状を見分けることは困難です。COVID-19

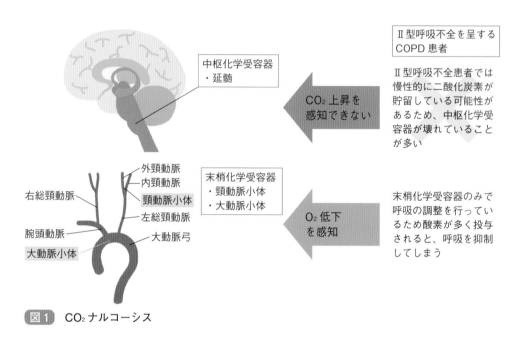

II 型呼吸不全を呈する COPD 患者

II 型呼吸不全患者では慢性的に二酸化炭素が貯留している可能性があるため、中枢化学受容器が壊れていることが多い

中枢化学受容器
・延髄

CO_2 上昇を感知できない

外頸動脈
内頸動脈
頸動脈小体
右総頸動脈
左総頸動脈
腕頭動脈
大動脈弓
大動脈小体

末梢化学受容器
・頸動脈小体
・大動脈小体

O_2 低下を感知

末梢化学受容器のみで呼吸の調整を行っているため酸素が多く投与されると、呼吸を抑制してしまう

図1 CO_2 ナルコーシス

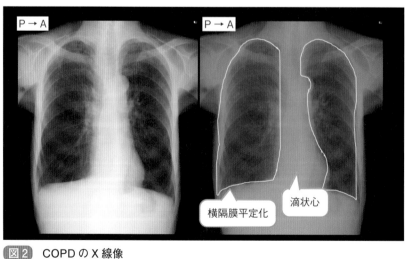

横隔膜平定化　滴状心

図2 COPD の X 線像

の感染が COPD の増悪と診断されることがあり[1]、鑑別のための検査が必要となります。

COPD 増悪時の治療

治療の基本は ABC アプローチです。

A（antibiotics）：抗菌薬、B（bronchodilators）：気管支拡張薬、C（corticosteroids）：ステロイド薬＋酸素療法もしくは換気補助療法です。

原因としては、呼吸器感染を起こしている可能性が高く、抗菌薬が推奨されています。炎症を伴う気道閉塞に対しては、気管支拡張薬の投与が有用です。気道および全身の炎症に対しては、ステロイド薬の使用が推奨されています。

低酸素血症や高二酸化炭素血症を起こしている場合には、酸素療法もしくは換気補助療法が適応となります。

●酸素療法

酸素療法は、低酸素血症を改善させ、組織の低酸素を防ぐために行われます。目標値は、Ⅰ型呼吸不全患者では SpO_2 90～95%、Ⅱ型呼吸不全患者では SpO_2 88～92%かつ $pH \geqq 7.35$ とされており、Ⅱ型呼吸不全患者では $PaCO_2$ の絶対値よりも pH の方が重要であり、$pH \geqq 7.35$ であれば、代謝性に代償されていると判断することができます。酸素療法の開始は、$PaO_2 < 60mmHg$ または $SaO_2 < 90\%$ を基準として行われます[1]。

●換気補助療法

換気補助療法には、非侵襲的陽圧換気（NPPV）と侵襲的陽圧換気（IPPV）があり、急性増悪に対して十分な薬物療法と酸素療法を行なっているにもかかわらず、高二酸化炭素血症による呼吸性アシドーシスが認められる場合に換気補助療法が適応されます。NPPV を第一選択として、呼吸仕事量を低下させ、呼吸筋疲労の改善を目的に行います。NPPV では対応できない場合に IPPV が適応となります。

●非薬理学的治療

分泌物増加による気流閉塞や低酸素血症がみられるため、去痰も重要です。そのため、気道内の加湿を高め排痰を行いやすくすることや体位ドレナージなどの体位排痰療法で排痰を促すことが必要となります。

フィジカルアセスメントの キモ

- 🌼 急性増悪では、労作時の呼吸困難の悪化があり、それに伴った呼吸補助筋の使用の増大や口すぼめ呼吸などが現れるため、増悪の兆候を見逃さないことが大切です。
- 🌼 低酸素血症は、呼吸だけでなく循環や意識障害をもたらす可能性があるため全身状態の観察を行う必要があります。
- 🌼 観察の際は、患者の自覚症状だけでなく、随伴症状や動脈血液ガス分析、画像所見などを統合して判断することが重要です。

フィジカルアセスメントの視点

急性増悪では、急激に生じた低酸素血症により、組織の酸素不足に陥る可能性があります。重症度の評価を速やかに行い、低酸素血症の状態を改善させる必要があります。そのためには、増悪の兆候を見逃さないことが大切です。

急性増悪では、労作時の呼吸困難が顕著に現れます。患者の主訴を聞きながら、呼吸困難に随伴する脈拍・血圧の上昇、冷汗、チアノーゼなどの症状をみていきます。さらに、低酸素血症によって、呼吸仕事量が増えるため、呼吸回数や呼吸パターンだけでなく呼吸補助筋の使用も観察します。気道の狭窄や肺過膨張に伴い、吸気時に胸郭が拡張するのに対して腹部が陥没する奇異呼吸や吸気時に下部肋間が内側に陥没する Hoover's sign がみられることがあります。

低酸素血症では、肺血管を収縮させることで肺高血圧を生じさせ、右心不全や血行動態の変動を呈する心不全兆候がみられることがあります。右心不全兆候として、頸静脈の怒張と下肢の圧痕浮腫を呈します。これらは肺性心を示唆します。低酸素血症により、心筋への酸素供給が間に合わなくなれば、不整脈の出現や心電図変化がみられる可能性があります。呼吸だけでなく、循環についても注意する必要があります。

急性増悪では、重度の低酸素血症や高二酸化炭素血症を生じるため意識障害などの精神状態の変化がみられることがあり、意識レベルの観察も含めた全身状態の観察が重要です。

引用・参考文献

1) 日本呼吸器学会 COPD ガイドライン第 6 版作成委員会編. COPD（慢性閉塞性肺疾患）診断と治療のためのガイドライン 2022. 第 6 版. 東京, 日本呼吸器学会, 2022, 312p.
2) 尾野敏明. "急性呼吸障害者のアセスメントとベストプラクティス". 重症患者の全身管理（重症集中ケアシリーズ①）. 道又元裕 編著. 名古屋, 日総研, 2009, 72-9.
3) 村中烈子. "症例で学ぶ！呼吸器系のフィジカルアセスメント". 重症患者の呼吸器ケア：エキスパートの目線と経験知（重症集中ケアシリーズ②）. 道又元裕 監. 名古屋, 日総研, 2011, 93-104.
4) 道又元裕編. ICU ディジーズ：クリティカルケアにおける看護実践. 改訂第 2 版. 東京, Gakken. 2015, 72-85.
5) 青柴和徹. "COPD". 病気がみえる vol. 4：呼吸器. 第 3 版. 医療情報科学研究所編. 東京, メディックメディア, 2018, 208-17.
6) 榊原利博ほか. COPD 急性増悪の呼吸管理. 人工呼吸. 29（2）, 2012, 21-9.

佐々木 愛

⑭ COPD（急性増悪）のアセスメント&ケア

ケース紹介

- ● Aさん、70歳代男性、身長170cm、体重55kg
- ● 既往歴：COPD、高血圧、糖尿病（内服治療中）。過去に1日50本以上の喫煙歴があり、約10年前にCOPDと診断された。この10年間に増悪と寛解を繰り返し、在宅酸素療法（HOT）〔1L〕が導入されている。約7年前に禁煙に成功している。9年前の心筋梗塞によりステントが留置されている。

  数日前から感冒症状が出現し（COVID-19はマイナス）、酸素増量するも呼吸困難感が増悪、体動困難となり救急要請となった。

  【入院時血液ガス分析結果】

  pH7.21、$PaCO_2$ 83.3mmHg、PaO_2 53.2 mmHg、HCO_3^- 32.5mmol/L、BE 7.9 mEq/L、Hb 14.3g/dL、Lac 0.93 mmol/L（ルームエアー）

  【バイタルサイン・所見】

  JCS Ⅱ-10 不穏あり、血圧190/70 mmHg、心拍数110回/min（洞性頻脈）、体温37.3℃

  呼吸回数40回/min、SpO_2 85%、著明な努力呼吸あり。

  末梢冷感あり、皮膚は湿潤・発汗あり、浮腫は下肢に軽度。

  右肺野の呼吸音（特に下肺野）は減弱し、断続性ラ音（水泡音）の聴取あり。

  胸部X線右肺野に浸潤影、左第2号や第4号の突出、胸水の軽度貯留。

  BNP 338.9（200以上で治療対象）。

COPDの増悪をきたした症例への対応

今回は感冒症状（感染）が契機となり、COPDの増悪をきたした症例です。臨床の現場では一番多く遭遇する症例かと思います。

$PaCO_2$ が貯留する（CO_2 ナルコーシス）Ⅱ型の呼吸不全であり、意識状態も変調していますので、早急に $PaCO_2$ のコントロールを行っていくことが必要だと考えます。

長年COPDを患っている肺は、息を吐き出しきれず余分な空気が肺の中に残る air trapping の現象により過膨張を生じ、呼気終末でも肺に余分な圧力（内因性PEEP）がかかり、横隔膜は平坦化しコンプライアンスが低下しています。今回の症例は呼吸性アシドーシスがあり、意識障害も出現しています。

COPDの増悪に対して補助換気療法の第一選択とされるのは、NPPVです。しかし本症例では、肺炎・心不全の合併、意識レベルの変調もあり、人工呼吸管理となりました。呼吸状態や循環動態が不安定な場合、NPPVなどで粘ることはせずに、人工呼吸器を選択することも大切です。

ただし人工呼吸器を使用する前には、患者・家族の治療方針の希望を聞くことが非常に重要です。COPD は不可逆的な疾患であり、患者の QOL を考えた長期的な治療とケアが必要になります。患者・家族の意志決定を支援していくことも忘れてはいけません[1]。

●本症例の場合

今回は患者・家族に人工呼吸器装着の希望があり、速やかに人工呼吸管理を開始しました。それと同時に、血液培養を採取した上で抗菌薬を投与、ならびに短時間作用型 β_2 刺激薬（short acting beta2 agonist：SABA）の吸入、ステロイドの投与を開始しました。また、人工呼吸管理に伴う鎮痛・鎮静管理を開始し、せん妄予防と危険回避に努めました。血圧高値に対しては利尿薬の投与で経過をみることにしました。呼吸器設定は呼吸仕事量軽減を目的とし、A/C（VCV）モードで管理を開始しました。

アセスメントとケアの実践

本症例の身体所見は以下の通りです。どうアセスメントすればよいか解説していきます。

●どうアセスメントするか（身体初見のアセスメントを中心に）

・感冒症状がきっかけとなって、呼吸困難感が増悪した。

・頻呼吸（呼気は延長）である。

・肩呼吸（呼吸筋を使用）をしている。

・低音性断続性ラ音（いびき音）：グーグー／ブーブーが聴取されている。

・胸部 X 線撮影：右肺野に浸潤影、左第 2 号や第 4 号の突出、胸水の軽度貯留。

・浮腫は軽度。

・意識レベルの変容（不穏）あり。

・血液ガス分析の結果として、$PaCO_2$ の貯留あり（慢性呼吸性アシドーシスの急性代償）。

・脳性ナトリウム利尿ペプチド（BNP）の上昇。

●根拠を考える

COPD 増悪の要因として一番多いとされているのが、感染によるものです。

A さんも感冒症状から増悪したと考えられ、右肺野の浸潤影より肺炎となっていることがわかります。また、胸部 X 線（左第 2 号や第 4 号の突出＝肺動脈主幹部と右室拡大の所見）や呼吸音、BNP の上昇から心不全も併発していることが考えられます。COPD は右心不全を発症しやすいとされています。これは肺が線維化し、肺血管のリモデリングが進行した結果、肺動脈圧の上昇をきたすからで、これにより後負荷が増大し右室へ負担がかかるため、右心不全となりやすいといわれています[2]。

そして、COPD の「息が吐きづらい（呼気の異常）」という病態の増悪では、呼吸補助筋や腹筋

群を使用した努力様呼吸となり、呼気時間の延長や吸気時の喘鳴が特徴的ですが、今回のような頻呼吸の状況ではわかりづらいかもしれません。しかし、吸気時・呼気時の呼吸筋使用状況を注意深く観察することはとても大切です。

また血液ガス分析の結果を解読し、Aさんの通常の呼吸状態を予測します。酸素化としては、PaO_2 53.2mmHgと低値であるため何かしらの介入が必要であることがわかります。次にpHの評価としては7.21と明らかに低く、アシデミアです。$PaCO_2$ は基準値の40mmHgを大きく逸脱し、呼吸性アシドーシスとわかりますが、COPDの場合、代償変化が適切に行われているかの確認も必要です。

急性呼吸性アシドーシスの HCO_3^- の代償式（A）、慢性呼吸性アシドーシスの HCO_3^- の代償式（B）は下記になります。

(A) $\Delta HCO_3^- = (PaCO_2 - 40) \times 0.1 = (83.3 - 40) \times 0.1 = 4.33$ mmol/L

　　$HCO_3^- = 24 + 4.33 = 28.33$ mmol/L

(B) $\Delta HCO_3^- = (PaCO_2 - 40) \times 0.4 = (83.3 - 40) \times 0.4 = 17.32$ mmol/L

　　$HCO_3^- = 24 + 17.32 = 41.32$ mmol/L

実測値の HCO_3^- は32.5mmol/Lですので、少し急性寄りと判断できますが、COPDの慢性呼吸性アシドーシスがあると考えた場合には、代謝性代償の変化により HCO_3^- は41.32に近い値になることが予測されます。

このことより、慢性呼吸性アシドーシスの急性病態であることがわかります。代償反応は不十分な結果起こったアシデミアであると考え、$PaCO_2$ のコントロールが必要ですが、呼吸性アシドーシスで、計算と実測の差がある場合、代謝性アシドーシスの合併も考慮する必要があるので、注意が必要です[3]。

●**実践**

COPDの肺における人工呼吸器設定の注意点としては、① $PaCO_2$ を正常化させるために一回換気量を上げた場合、人工呼吸器関連肺損傷（VALI）が生じる可能性があること、②呼吸回数を増やすことで肺胞内がair trappingされ肺が膨らむため、胸腔内圧が上昇し、循環動態に影響が出る可能性があること、③呼吸性アシドーシスの代謝性代償は、代謝性アシドーシスの呼吸性代償とは異なりゆっくりと行われるため HCO_3^- が過剰となり、代謝性アルカローシスとなる可能性があること、などが挙げられます。

●**本症例における対応**

Aさんの初期人工呼吸器設定としては、呼吸仕事量を軽減するために、A/Cモード（VCV）、一回換気量400mL（理想体重66kg：6mL/kgと考えて）、呼吸回数12回/min、吸入酸素濃度（F_IO_2）0.6、PEEP 5cmH$_2$O、吸気流量75L/minとしました。

COPD は「息を吐けない」ことが主病態です。貯留した $PaCO_2$ を吐かせるために、呼吸回数を上げて対応することは臨床の現場でよくあることですが、COPD の場合それは危険です。COPD の肺は、息が吐ききれない状態の内因性 PEEP が生じています。A さんの息を吐ききれていない肺の対応として、吸気流量を 75L/min（通常 60L/min 程度）と早くし、吸気時間を短くすることにより呼気時間は長くなり、無理なく息を吐けるように設定しました。また今回の症例については心不全の合併もあります。COPD に併発する心不全として左室機能は比較的保持されている拡張不全（heart failure with preserved ejection fraction；HFpEF）が多いとされていますが、COPD を主病態とする心不全であっても、基本的な治療は変わらないとされていますので、血行動態を観察しながら、β 遮断薬と利尿薬が追加されました[4]。

●COPD の人工呼吸管理における注意点

COPD の人工呼吸管理は「息が吐ききれているか」という点に注目します。息が吐ききれているかを確認するには、呼気終末で呼気流量波形が基線まで戻っているか（内因性 PEEP が生じていないか）を確認する必要があります（図1）[5]。図1[5] の波形は呼気が終わる前に次の呼吸が始まっていることを表わし、肺胞内圧の上昇や胸腔内圧の上昇により静脈還流が低下し循環抑制につながりますので、COPD の場合には最も注意すべきポイントとなります。

息が吐ききれないような場合の対応として、

①呼吸回数を減らす → 呼気時間の延長

②一回換気量を下げる → 呼気時間の延長

③吸気流量を上げる → 同じ呼吸回数の中で吸気流量が上がるとその分呼気時間が長くなる

などを身体所見と合わせながら調整していく必要があります。

また、ミストリガーも COPD にはトラブルの生じやすい介入ポイントとなります（図2、3）[5]。ミストリガーとは人工呼吸器が患者の吸気を認識できず、吸気をうまくサポートできない状態です。ミストリガーは内因性 PEEP を上回る吸気努力がないと吸気を感知できず、非同調になり、呼吸筋疲労や患者の不快感につながります。ミストリガーが生じている場合、内因性 PEEP（auto PEEP）を打ち消すような圧にすることや、トリガー設定を見直すことが必要です。ただし、呼吸器グラフ

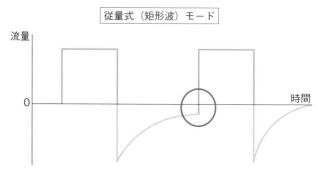

図1 息が吐ききれているのか（**内因性 PEEP**）を確認する（文献5より転載）

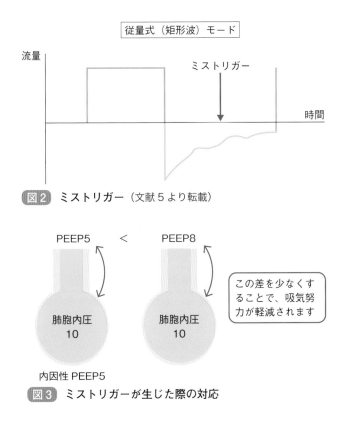

図2 ミストリガー（文献5より転載）

図3 ミストリガーが生じた際の対応

ィックにのみ注目するのではなく、フィジカルアセスメントを行い、患者の呼吸運動を一緒に観察していくことも大切です。

●人工呼吸管理の評価

上記の人工呼吸器設定で、血液ガスを経時的に採血し、24時間後の血液ガス分析の結果はpH 7.401、$PaCO_2$ 45.2mmHg、PaO_2 80.6mmHg、$HCO_3{}^-$ 30.1mmol/L でした。

利尿がつき希釈尿が多量に流出し、血圧は150/60mmHg、脈拍は70回/min（洞調律）に落ち着き、湿性ラ音（水泡音）は残存するも改善傾向となりました。血液ガスが正常に近づいたことでCOPDの増悪が改善されたと判断し、自発呼吸トライアル（SBT）も可能となりました。サポートの大きいA/Cモードから、持続気道陽圧（CPAP）＋プレッシャーサポート（PS）の自発呼吸の補助モードへ変更されました。本症例ではCPAP + PS、F_IO_2 0.4、PS 5、PEEP 5の設定としました。これは通常の抜管トライアルをする時の基本的な設定ですが、この設定の時にもCOPDの肺の状態では注意しなければいけない点があります。PSモードでの吸気サポート時間の基本設定は通常は25％前後とされています。吸気サポート時間とは、吸気流速が最も早い流量の何％まで減った時に吸気を終了させるかという設定です。気道狭窄のため、吸気流量が通常より小さい状態では、吸気終了時間を25％にしてしまうと、吸気時間が長くなり、次の呼吸と重なってしまう可能性があるため、30〜40％と高めに設定することで、患者の吸いやすさが改善します。CPAP設定の場合、グラフィックの評価と併せ、患者の呼吸快適性も考慮していくことで、自発呼吸トライアルの成功

となると考えます。

　抜管後は高流量鼻カニュラ酸素療法（HFNC）40%、50L にて酸素投与を開始しました。HFNC は II 型呼吸不全の患者の呼吸仕事量の軽減に役立つとされ、COPD ガイドライン[1] の中でも忍容性が高く患者の装着快適性という面において優れていることがわかっています。当院でも、抜管後に無理なく酸素投与を減量できるような方法として、必要に応じた一時的な HFNC の使用頻度が増えてきています。

　また COPD の病態は、安定と増悪を繰り返す不可逆的な状態ですので、抜管可能時期を見逃さないという点もとても大切だと考えます。

フィジカルアセスメントのキモ

- COPD は II 型呼吸不全を示す肺の炎症性疾患であり、不可逆的な気流制限が進行する慢性的な肺疾患です。増悪時の自覚症状としては、息切れ増加・咳や痰の増加、胸部不快感・違和感の出現や増悪であり、安定期の治療の変更が必要な状態であり、$PaCO_2$ の高度貯留は生命の危機となりますので、速やかな治療開始が求められます。
- 胸部 X 線の特徴的所見としては、肺が過膨張となるので横隔膜が平坦になり、樽状の胸郭に変化します。安定期は肺野の透過性の亢進（残気量の増加）がみられますが、増悪期については心不全や肺炎を合併していることも多いため、透過性は低下していることが多くあります。
- 血液ガス分析のデータはとても重要で、高二酸化炭素血症で、補助換気療法（NPPV や人工呼吸器）が必要な患者は生命予後が不良とされています。人工呼吸器などの使用の際の治療評価として測定することは必要不可欠です。

引用・参考文献

1）日本呼吸器学会 COPD ガイドライン第 6 版作成委員会編. COPD（慢性閉塞性肺疾患）診断と治療のためのガイドライン 2022. 第 6 版. 東京, 日本呼吸器学会, 2022, 155-6.
2）板東知宏ほか. 慢性肺疾患（COPD および間質性肺炎）で循環はどうなる？ みんなの呼吸器 Respica. 21（3）, 2023, 330-4.
3）八幡えり佳. 呼吸困難を主訴に来院した 76 歳男性. みんなの呼吸器 Respica. 19（2）, 2021, 228-36.
4）日本循環器学会／日本心不全学会合同ガイドライン. 急性・慢性心不全診療ガイドライン（2017 年改訂版）. 2018, 69.
5）本多純太ほか. COPD の人工呼吸管理チェックのポイント. みんなの呼吸器 Respica. 20（1）, 2022, 53-60.

山野尚子

COPD（急性増悪）アセスメントチェックシート

発症の契機	●数日前からの感冒症状（呼吸器感染症）の有無、大気汚染物質の曝露の有無
進行具合	Ⅰ期：軽度の気流閉塞　%FEV$_{1.0}$ ≧ 80% Ⅱ期：中等度の気流閉塞　50%≦%FEV$_{1.0}$ < 80% Ⅲ期：高度の気流閉塞　30%≦%FEV$_{1.0}$ < 50% Ⅳ期：きわめて高度の気流閉塞　%FEV$_{1.0}$ < 30% ●QOL に影響のある合併症としては心不全（虚血性心疾患、不整脈、高血圧）、骨粗鬆症、サルコペニア・フレイル、消化器系疾患、精神疾患、糖尿病、閉塞性睡眠時無呼吸症候群などが挙げられる。
具体的な症状 （増悪要因）	●息切れの増加、咳や痰の増加、胸部不快感・違和感の出現や増強。 ●低酸素血症の悪化および高二酸化炭素血症、安静時の呼吸困難感。 ●チアノーゼや浮腫の新規兆候出現、高齢者、安定期の病期がⅢ以上。 ＊安定期の治療の変更が必要な状態
異常所見	●樽状胸郭、呼吸回数の増加、口すぼめ呼吸、ばち状指、頸部呼吸筋の発達、呼吸補助筋の使用や奇異性呼吸、心不全徴候、意識レベルの低下など精神状態の変化。
増悪・改善因子（どうすると悪くなるのか・良くなるのか）	●増悪因子：気道および全身性の炎症の増悪、気流閉塞の悪化、気道粘液産生の増加、換気血流比不均衡の悪化、有効換気量の低下、年間増悪回数の既往歴、人工呼吸器使用歴の有無、重篤な併存症（心不全、肺塞栓症、肺炎、気胸、胸水など）の存在の有無など。 ●改善因子：薬物療法の良好な自己管理、禁煙の徹底、感染予防としてインフルエンザや肺炎球菌のワクチン接種、呼吸リハビリテーションの実施、身体活動レベルの向上と維持、良好な栄養管理、適切な酸素療法。
随伴症状 （副次的な症状）	●不眠、頭痛などの高二酸化炭素血症による症状。 ●倦怠感・疲労感などの非特異的な愁訴や不眠、眠気、抑うつ、錯乱などの精神的愁訴。

（山野尚子）

⑮ 気管支喘息（急性増悪）の病態

＼これだけ❗サマリー／

➡ 気管支喘息は気道の慢性炎症を本態とし、変動性を持った気道の狭窄と気道過敏性亢進によって症状が出現する疾患です。

➡ 好酸球や2型サイトカインが関連した2型炎症と、好中球などが関連した非2型炎症の病態による気道炎症が、気管支喘息の主病態です。

➡ 増悪強度は呼吸困難の程度を目安に判定し、強度に応じた治療と対応をします。

気管支喘息とは

　気管支喘息（以下、喘息）は「気道の慢性炎症を本態とし、変動性を持った気道狭窄による喘鳴、呼吸困難、胸苦しさや咳などの臨床症状で特徴付けられる疾患」[1] です。

　気道炎症は、炎症細胞（好酸球、リンパ球、好中球など）や、気道構成細胞（気道上皮細胞、線維芽細胞、気管支平滑筋細胞など）、2型サイトカインなどの液性因子によって起こり、気道炎症が持続・遷延することで気道過敏性が亢進します。また、気道粘膜の傷害や気道構造の変化（リモデリング）が生じます。

　喘息は刺激因子に反応し、気道過敏性の亢進、気管支平滑筋の収縮、血管透過性亢進による気道の浮腫、気道粘液の分泌亢進が起こります。そのため気流の制限が可逆的に起こり、発作性の咳、喘鳴、息切れ、胸苦しさ、呼吸困難などの症状が出現します。気道炎症や気道過敏性亢進によって生じる咳や気道狭窄は可逆性ですが、気道リモデリングは非可逆性の気流制限をもたらします（図1、2）。

　喘息は、変動性を持って複数の症状が出現すること、夜間や早朝に増悪する傾向があること、症状を引き起こす誘因があることなどが典型的にみられます。

気道炎症の病態

　喘息は多様な原因や増悪因子がみられる疾患です。以前はⅠ型アレルギー反応が関連しているとされていましたが、現在は、好酸球や2型サイトカインが関連した2型炎症と、好中球などが関連した非2型炎症の病態による気道炎症が、喘息の主病態となっています。

　「見てわかる：気管支喘息の病態」[2] をご参照ください。2型炎症は、ヘルパーT細胞の1つであるTh2細胞と2型自然リンパ球（ILC2）がIL-4、IL-5、IL-13などのサイトカインを放出し、IgE抗体産生や好酸球増加・活性化を引き起こします。現在は重症喘息に対して2型炎症を標的とした生物学的製剤（抗IgE抗体製剤 オマリズマブ、抗IL-5抗体製剤 メポリズマブ、抗IL-5受容体α鎖

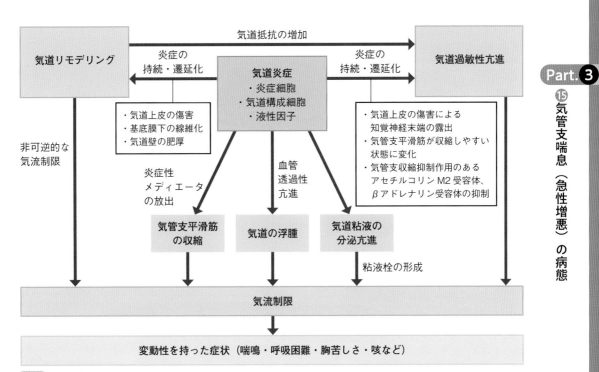

図1 喘息とは

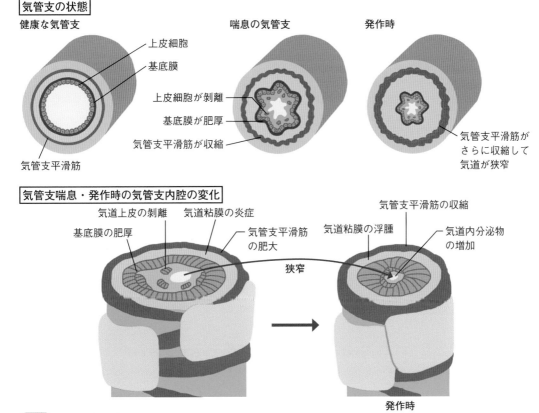

気管支の状態

健康な気管支　　　　　　喘息の気管支　　　　　発作時

- 上皮細胞
- 基底膜
- 気管支平滑筋
- 上皮細胞が剥離
- 基底膜が肥厚
- 気管支平滑筋が収縮
- 気管支平滑筋がさらに収縮して気道が狭窄

気管支喘息・発作時の気管支内腔の変化

- 基底膜の肥厚
- 気道上皮の剥離
- 気道粘膜の炎症
- 気管支平滑筋の肥大
- 気管支平滑筋の収縮
- 気道粘膜の浮腫
- 気道内分泌物の増加

狭窄

発作時

図2 喘息の気管支

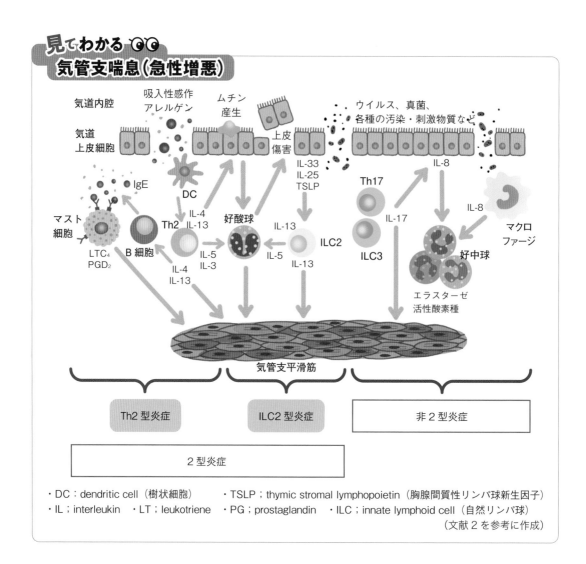

見てわかる 👀
気管支喘息（急性増悪）

気道内腔

吸入性感作
アレルゲン

ムチン
産生

気道
上皮細胞

ウイルス、真菌、
各種の汚染・刺激物質など

上皮
傷害

IL-33
IL-25
TSLP

IL-8

IgE

DC

Th17

IL-4
IL-13

マスト
細胞

Th2

好酸球

IL-13

マクロ
ファージ

LTC₄
PGD₂

B 細胞

IL-4
IL-13

IL-5
IL-3

IL-5

IL-13

ILC2

ILC3

IL-17

好中球

IL-8

エラスターゼ
活性酸素種

気管支平滑筋

Th2 型炎症

ILC2 型炎症

非 2 型炎症

2 型炎症

・DC；dendritic cell（樹状細胞）　・TSLP；thymic stromal lymphopoietin（胸腺間質性リンパ球新生因子）
・IL；interleukin　・LT；leukotriene　・PG；prostaglandin　・ILC；innate lymphoid cell（自然リンパ球）
（文献 2 を参考に作成）

抗体 ベンラリズマブ、抗 IL-4 受容体 α 鎖抗体 デュピルマブ）が使用されるようになり、高い効果が得られています。

　非 2 型炎症は好酸球の増加はみられず、好中球の増加がみられます。気道上皮に IL-17 が作用し IL-8 の分泌が促されることで、好中球が活性化し気道炎症を誘導します。重症喘息に好中球性の炎症が関連しているとも考えられています。

喘息の急性増悪

　喘息の急性増悪とは「呼気流量の低下に起因する急性ないしは亜急性の喘息症状の増加」[3] です。平常時と比べて息切れや咳嗽、喘鳴などの呼吸器症状の増強と、呼吸機能の低下により治療の強化・変更が必要な状況です。これは軽症やコントロールが良好な患者にも起こります。

　喘息患者はアレルゲンの曝露、呼吸器感染、気候の変化、心理的ストレスなどの増悪因子など

表1 喘息増悪のリスク因子（文献4より改変）

個体要因	環境要因
●増悪の病歴 　・挿管歴、ICUでの治療歴 　・過去1年間で1回以上の重篤な喘息症状 ●現在のコントロール状況 　・短時間作用性β_2刺激薬（SABA）の過剰使用 　・％1秒量低値（%FEV$_{1.0}$：80%未満） 　・咳感受性亢進 　・喀痰中、血中好酸球増加 　・呼気中一酸化窒素濃度（FeNO）高値 ●治療薬の不適切な使用、アドヒアランス不良 　・ICSの不使用 ●併存症 　・鼻炎、副鼻腔炎 　・食物アレルギー 　・肥満 　・月経、妊娠 　・精神的問題、社会経済的問題 　・閉塞性睡眠時無呼吸症候群 　・胃食道逆流症 　・慢性閉塞性肺疾患（COPD） ●運動、過換気	●喫煙 ●アレルゲン曝露 　・ダニ、ペット ●気象 　・気温や気圧の変化、雷雨、黄砂など ●大気汚染 ●薬物 　・非ステロイド性抗炎症薬（NSAIDs）の使用 　・β遮断薬の使用 ●アルコール ●ビタミンD低下 ●呼吸器感染症

（表1）[4]により喘息症状や発作が誘発されます。症状としては喘鳴、咳嗽、息苦しさ、喀痰の増加、労作時呼吸困難の悪化、胸苦しさなどがあり、症状や程度はさまざまです。

　近年では吸入ステロイド（ICS）などの普及により外来での症状コントロールができるようになり、入院患者数や喘息死亡率は減少しています。しかし高齢者の喘息死に占める割合は増加傾向にあります。また成人の喘息死は増悪後1時間以内の死亡が13.6％、3時間以内の死亡と合わせると29.7％と急死が多い現状があります[5]。そのため急性増悪の状態や変化を見極め、適切な治療と対応を行うことが重要です。

●急性増悪の増悪強度と治療

　喘息の増悪は体動時の胸苦しさがあるものから、重篤では呼吸停止に至る致死的発作までさまざまです（表2）[6]。喘息症状、増強度は主に呼吸困難の程度で評価します。軽度（小発作）では気道の狭窄が部分的であり、頻呼吸や換気量増加により酸素化は正常で、動脈血二酸化炭素分圧（$PaCO_2$）のみ低下します。喘息発作が進行すると換気血流比不均衡により、酸素化が障害されます。気道の狭窄が高度、または閉塞すると肺胞低換気により低酸素血症と高二酸化炭素血症となり、意識障害が出現し呼吸停止が切迫し、危険な状態に陥ります。

　喘息の増悪時はSpO_2が95％前後を維持できるよう酸素投与を行い、喘息の強度に応じて治療を行います（表3）[7]。治療目標が1時間以内に達成されなければステップアップを考慮します。

　発作時はSABAの反復吸入と、中等度以上では副腎皮質ステロイド薬投与を行います。β_2アド

表2 喘息増悪の強度と目安となる増悪治療ステップ（文献6より転載）

PEF値は、予測値または自己最良値との割合を示す。

増悪強度*	呼吸困難	動作	検査値の目安				増悪治療ステップ
			PEF	SpO₂	PaO₂	PaCO₂	
喘鳴／胸苦しい	急ぐと苦しい動くと苦しい	ほぼ普通	80%以上	96%以上	正常	45mmHg未満	増悪治療ステップ1
軽度（小発作）	苦しいが横になれる	やや困難					
中等度（中発作）	苦しくて横になれない	かなり困難かろうじて歩ける	60〜80%	91〜95%	60mmHg超	45mmHg未満	増悪治療ステップ2
高度（大発作）	苦しくて動けない	歩行不能会話困難	60%未満	90%以下	60mmHg以下	45mmHg以上	増悪治療ステップ3
重篤	呼吸減弱チアノーゼ呼吸停止	会話不能体動不能錯乱意識障害失禁	測定不能	90%以下	60mmHg以下	45mmHg以上	増悪治療ステップ4

PEF：最大呼気速度

＊：増悪強度は主に呼吸困難の程度で判定する（他の項目は参考事項とする）。異なる増悪強度の症状が混在する場合は強い方をとる。

表3 喘息の増悪治療ステップ（文献7より転載）

治療目標：呼吸困難の消失、体動、睡眠正常、日常生活正常、PEF値が予測値または自己最良値の80%以上、酸素飽和度＞95%、平常服薬、吸入で喘息症状の悪化なし。

ステップアップの目安：治療目標が1時間以内に達成されなければステップアップを考慮する。

	治療	対応の目安
増悪治療ステップ1	短時間作用型β₂刺激薬吸入ブデソニド／ホルモテロール吸入薬追加（SMART療法施行時）	医師による指導のもとで自宅治療可
増悪治療ステップ2	短時間作用性β₂刺激薬ネブライザー吸入反復ステロイド薬全身投与酸素吸入（SpO₂95%前後）短時間作用性抗コリン薬吸入併用可（アミノフィリン点滴静注併用可）（0.1%アドレナリン（ボスミン）皮下注使用可）	救急外来・2〜4時間で反応不十分・1〜2時間で反応なし→入院治療入院治療：高度喘息症状として増悪治療ステップ3を施行
増悪治療ステップ3	短時間作用性β₂刺激薬ネブライザー吸入反復酸素吸入（SpO₂95%前後を目標）ステロイド薬全身投与短時間作用性抗コリン薬吸入併用可（アミノフィリン点滴静注併用可（持続静注））（0.1%アドレナリン（ボスミン）皮下注使用可）	救急外来1時間以内に反応なければ入院治療悪化すれば重篤症状の治療へ
増悪治療ステップ4	上記治療継続症状、呼吸機能悪化で挿管酸素吸入にもかかわらずPaO₂ 50mmHg以下および／または意識障害を伴う急激なPaCO₂の上昇人工呼吸、気管支洗浄を考慮全身麻酔（イソフルラン、セボフルランなどによる）を考慮	直ちに入院、ICU管理

レナリン受容体作動薬は気管支や血管の平滑筋を弛緩させ、即効性があり強力な気管支拡張作用があります。副腎皮質ステロイドは、炎症細胞の浸潤抑制、血管の透過性抑制、気道分泌の抑制、気道過敏性の抑制、サイトカイン産生の抑制、β_2刺激薬の作用増強などの効果があります。SMART（Symbicort Maintenance And Reliever Therapy）療法を行っている患者はブデソニド・ホルモテロール吸入薬の追加吸入も可能ですが、喘息増強時は気道狭窄によって吸気時間が減少することにより薬剤が有効に吸入されないことがあります。呼吸回数や呼吸努力などから吸入が可能か、吸入効果はあるかをアセスメントしSABAのネブライザー吸入を行うことも検討します。

●喘息増悪時の視診、触診

喘息増悪時の強度は主に呼吸困難の程度で判定しますが、呼吸困難により臥床ができない、歩行ができない、会話ができないなどの動作の程度だけではなく、変化がないかも観察します。臥床し会話できていた患者が、臥床ができなくなったり会話ができなくなったりしたら喘息の増悪が進行している兆候です。

また、呼出障害により気流制限が起こることで、呼気時の努力呼吸や呼吸仕事量の増大が出現します。SpO_2の低下がなくても頻呼吸で代償していることもあり、呼吸補助筋を使用した**努力呼吸**や**頻呼吸**が出現していないかを観察します。気道閉塞を来すと、肺の過膨張により胸腔内圧が上昇し静脈灌流障害が生じ、頸静脈怒張がみられます。急性増悪時は気胸や縦隔気腫を併発することもあり、皮下気腫の有無も注意が必要です。

チアノーゼ、不穏や失見当識などの意識の変容など、低酸素血症の症状を見逃さないようにすることも大切です。喘息増悪が進行すると高二酸化炭素血症が生じます。基準値より$5\sim10mmHg$程度の$PaCO_2$上昇では温かい手や発汗、$15mmHg$以上の上昇では傾眠がみられるようになります。$PaCO_2$は持続的なモニタリングでは測定できず、動脈血液ガス分析が必要となりますが、フィジカルアセスメントでこのような臨床症状がないかも合わせて観察していきます。

●喘息増悪時の聴診

喘息増悪時は気道狭窄による狭窄部での気流の乱流が起こることでwheezesが聴取されます。軽度の増悪では聴取しにくく、強制呼気をしてもらうと聴こえやすくなります。呼気時の方がwheezesを聴取しやすいのは、吸気時に比べ呼気時の方が気道径が小さくなるためです。

重症化し狭窄が進行すると高調化した音へ変化したり、多数の細気管支が狭窄したりするため、あらゆる部位で聴取されるようになります（多音性）。気道の狭窄がさらに進行し閉塞すると、気流が消失しwheezesが減弱または消失します（表4）[8]。

表4　Wheezesの Jónsson 分類
（文献8より改変）

分類	喘鳴（wheezes）
0度	聴取しない
Ⅰ度	強制呼気時のみ聴取
Ⅱ度	平常呼気時のみ聴取
Ⅲ度	呼気時と吸気時に聴取
Ⅳ度	呼吸音減弱、Silent chest

このように喘息増悪時では wheezes 聴取の有無だけではなく、聴取されるタイミングや音の高さ、聴取部位などの変化にも注意していく必要があります。

フィジカルアセスメントの キモ

- 気道狭窄の程度、進行により wheezes の聴こえ方が変化します。
- 急性増悪時は急激な症状の進行もみられるため、症状の変化を見逃さず対応することが重要です。

引用・参考文献

1）日本アレルギー学会 喘息ガイドライン専門部会監修. 喘息予防・管理ガイドライン 2021. 東京, 協和企画, 2021, 2.
2）前掲書 1, "病態生理" 52.
3）前掲書 1, "治療" 123.
4）前掲書 1, "喘息の危険因子とその予防" 40-3.
5）中澤次夫ほか. 喘息死特別委員会報告. アレルギー. 53（12）. 2004, 1216-9.
6）前掲書 1. "治療（喘息増悪の強度と目安となる増悪治療ステップ）". 125.
7）前掲書 1. "治療（喘息の増悪治療ステップ）". 126.
8）Jónsson, S. et al. Comparison of the oral and intravenous routes for treating asthma with methylprednisolone and theophylline. Chest. 94 (4), 1988, 723-6.
9）安倍紀一郎ほか. 関連図で理解する呼吸機能学と呼吸器疾患のしくみ. 愛知, 日総研出版, 2009, 318p.
10）倉原優. 喘息バイブル：成人喘息を診療するすべての人へ. 改題改訂. 東京, 日本医事新報社, 2020, 386p.
11）喘息の発症メカニズムと治療・管理. 医学のあゆみ. 281（1）, 2022, 120p.

小田浩子

みんなの呼吸器 Respica 2022年夏季増刊

テクニックいらずの 胸部X線ヨミカタノート

人工呼吸管理中に見るべき変化がわかる！

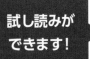 試し読みができます！

メディカ出版 オンラインストア

救急振興財団 救急救命東京研修所 教授／
都立広尾病院 救命救急センター
中島 幹男 編著

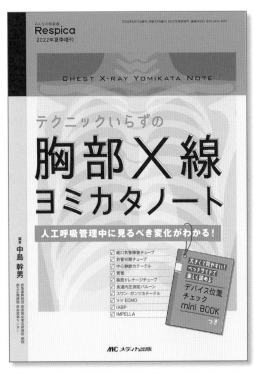

「毎日撮影するX線画像はどこを見ればいい？」ナースが知りたい気管チューブ・カテーテル類の位置のチェック方法、集中治療中の経時的変化、異常陰影の見方をとことん解説。ベッドサイドで楽しく読みこなすコツを身につけて治療・看護・リハビリの評価に活かそう！

定価3,520円（本体＋税10%）B5判／184頁 ISBN978-4-8404-7746-8

内容

Step1. 胸部X線写真を読む前に知っておきたいこと
1 読影のための撮影条件の基礎知識
2 撮影の目的・頻度
3 読影のための解剖の基礎知識
4 身体所見との対比
5 CT検査との対比
6 血液ガス分析との対比
7 ズバリ、ここを見てほしい！

Step2. デバイスの位置異常はここを見る！
1 経口気管挿管チューブ
2 気管切開チューブ
3 中心静脈カテーテル①

（上大静脈留置）
4 中心静脈カテーテル②
（下大静脈留置）
5 胃管
6 胸腔ドレナージチューブ
7 食道内圧測定バルーンカテーテル
8 スワン・ガンツカテーテル
9 V-V ECMO
10 V-A ECMO（PCPS）
11 IABP（大動脈内バルーンパンピング）
12 IMPELLA
（補助循環用ポンプカテーテル）
13 REBOA（大動脈遮断バルーン）

Step3. 人工呼吸管理中の経時的変化と異常陰影
1 呼吸状態が悪化したときの画像診断
2 異常所見がない？
3 肺血栓塞栓症
4 気胸
5 気管支損傷
6 ARDS
7 無気肺
8 胸水
9 浸潤影
10 すりガラス影
11 粒状影
12 皮下気腫・縦隔気腫

すべての医療従事者を応援します 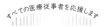 **MC メディカ出版**

⓰ 気管支喘息（急性増悪）の アセスメント&ケア

ケース紹介

● A さん、男性、50 歳代、身長 175cm、体重 95kg、会社員

● **既往歴**：気管支喘息、ACO（Asthma and COPD Overlap：喘息と COPD のオーバーラップ）。労作時呼吸困難を主訴に 3 年前より気管支喘息、ACO の診断で治療を開始。禁煙できず、喘息発作による入退院を繰り返している。

● **薬剤歴**：プレドニン®、モンテルカスト、フルティフォーム®。

● **アレルギー歴**：薬剤アレルギー・食物アレルギーなし。

● **家族構成**：妻、息子との 3 人暮らし。

● **喫煙**：10 本 /day、20 歳から禁煙と喫煙を繰り返す。

● **現病歴**：数日前から咳嗽、呼吸困難の症状があった。家族と自宅で過ごしている際に、呼吸困難が増悪し、意識レベルが低下したため救急要請。救急隊接触時は、JCS Ⅱ-30、SpO_2 80％と低下がみられ、呼吸音は両肺野で wheezes が聴取された。救急隊により酸素投与を開始し、当院へ救急搬送となった。来院時、頻呼吸と胸鎖乳突筋などの呼吸補助筋の使用があり、四肢の冷感と口唇にチアノーゼがみられた。酸素 6L 投与で SpO_2 は 95％になったが、JCSⅢ-100 と意識レベルが低下していた。衣服や毛髪からはたばこの臭いあり。

【来院時のバイタルサイン】

呼吸数 40 回 /min、SpO_2 95％（酸素 6L）、心拍数 125 回 /min、血圧 130/75 (93) mmHg、体温 37.5℃

【身体所見】

意識：JCS Ⅲ-100、GCS E1V1M4。瞳孔所見：正中位、2.0mm/2.0mm、対光反射あり。頻呼吸と胸鎖乳突筋など呼吸補助筋を使用した努力呼吸、胸骨上縁の陥没呼吸あり。胸部聴診：両肺野の呼吸音は吸気・呼気で wheezes が聴取される。四肢末梢冷感と口唇にチアノーゼあり。

【検査所見】

動脈血液ガス分析（酸素 6L）、pH7.181、$PaCO_2$ 88.7mmHg、PaO_2 73.7mmHg、HCO_3^- 32.4mmol/L、Lac 0.65mmol/L。

胸部単純 CT 検査：両肺野にすりガラス影を認めた。

はじめに

　気管支喘息は、慢性的に気道炎症を起こすことによって、気管支平滑筋が収縮し気道が狭くなる疾患です。呼吸困難で救急搬送される患者は既往に気管支喘息を持つことがあり、患者によって症状は変動し、咳嗽だけが続く場合や、喘鳴や呼吸困難を生じることもあります。また、急激に症状が進行し重症となり、時には急性増悪をきたし死に至る場合もあります。

　本稿では、気管支喘息の患者が救急搬送され、気管挿管に至るまでのアセスメントと看護実践について解説していきます。

迅速に致命的なサインを確認し、患者が危機的な状況に置かれていないかを判断

　呼吸困難で見逃してはいけない症状の1つに、気管支喘息重篤発作があります。迅速に致命的なサインを確認し、危機的な状況に置かれていないかを判断することが重要です。

　生命維持のために酸素供給がなされているか、酸素の通り道を確認します（図）。最初に気道の評価を行うために、患者に声を掛けて発声があるかを確認し、発声があれば気道は開通していると評価できます。同時に頸部から胸部を観察し、重症度と緊急度を評価します。上気道閉塞による吸気性喘鳴（stridor）や陥没呼吸となっていないかを観察します。これらの症状がある場合は、気道閉塞の恐れがあるため即座に気道確保を実施します。呼吸では、**呼吸回数、呼吸リズム、呼吸パタ**

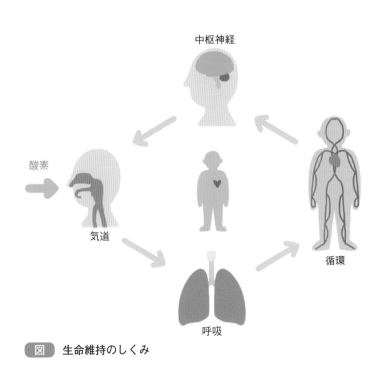

中枢神経

酸素

気道

循環

呼吸

図 生命維持のしくみ

ーン、**努力呼吸**などの有無を観察します。呼吸の異常である頻呼吸は、低酸素血症を末梢化学受容体が感知して調節呼吸を行った結果に生じます。高二酸化炭素血症の場合は、中枢化学受容体が反応して頻呼吸を呈します。頻呼吸は呼吸不全を示す重要な症状ですので見逃さないことが重要です。そして、循環の評価ではショックがあるかを観察します。ショックとは、循環の破綻した状態であり、臓器や組織の灌流障害により、酸素の需要と供給のバランスが崩れます。中枢神経を評価するために、意識レベル（JCS、GCS）の観察をします。意識障害は、低酸素血症やショックによっても出現するため、呼吸不全と循環不全に陥っていないか合わせて評価します。

　本症例の来院時の患者の第一印象は、声を掛けても発声はなく、JCS Ⅲ-100、呼吸が浅く速いという印象でした。モニターを装着しながら四肢に触れると、四肢末梢の冷感とチアノーゼがありました。胸部聴診では、両肺野の呼吸音は吸気・呼気で wheezes が聴取され（Johnson 分類 Ⅲ度）、陥没呼吸があることから中枢気道から末梢気道まで広範囲の狭窄があると予測しました。そして、呼吸・循環の異常と意識障害が生じていることからすぐに緊急度が高いと判断しました。

喘息発作時のフィジカルアセスメントのポイント

　今回の症例は、救急隊から「既往に気管支喘息がある患者の呼吸困難の増悪」と情報がありました。患者の既往から気管支喘息の症状を予測して対応し、危機的な状況に陥っていないか、また気管支喘息以外の疾患がないかを評価していくことが重要です。

　喘息発作で特徴的な症状として、喘鳴を伴う呼吸困難を生じます。呼吸音は wheezes（笛声音）を聴取するのが典型的です。Johnson 分類（Part.3 ⑮：表4 p.145 参照）などを使用して wheezes の程度を経時的に観察します。Wheezes は細い気道（≒細気管支）が狭窄して発生します。また、太い中枢気道の狭窄で発生する rhonchi（類鼾音）も聴取されることがあります。軽症の気管支喘息では、wheezes が聴取されず、強制呼気時でのみ聴取されることもあります。強制呼気時のみ wheezes が聴取されるのは、吸気時は陰圧によって肺が膨らみ、呼気時は縮もうとするため、吸気時よりも呼気時の方が気道が狭くなっているからです。さらに重症化し気道が閉塞すると（Ⅳ度）、呼吸音が聴取さない silent chest という状態になり緊急を要します。Wheezes が聴取されない＝喘息ではない、ということにはならないので注意が必要です。

　来院後、すぐに気管支拡張薬である短時間作用性 β_2 刺激薬（short-acting β_2-agonist；SABA）の吸入とステロイドの点滴静注を開始しましたが、両肺野の呼吸音は減弱（Johnson 分類Ⅳ度）しており、呼吸状態の改善もみられませんでした。血液ガス分析データでも動脈血二酸化炭素分圧（$PaCO_2$）の上昇、呼吸性アシドーシスの進行もみられたため、気管挿管となり ICU に入院となりました。

発作の強度を判断して予測した対応を

　患者は、酸素 6L を投与されており、SpO_2 95％でしたが、JCS Ⅲ-100 と意識障害を呈していまし

た。これまでに ACO と診断されており、慢性 II 型呼吸不全をきたしているため酸素投与の開始により呼吸が抑制され、CO_2 ナルコーシスを起こしていると考えました。また気管支喘息の既往があり、禁煙できず入退院を繰り返していること、コントロール不良であることからも増悪因子を有しているため重症度も高いと考え、重症喘息であると判断しました。さらに、呼吸音の消失、呼吸停止など重篤発作を起こす可能性を考え、気管挿管、心停止時にも対応できるように準備を行いました。

患者は、気道の慢性炎症により気道過敏性が亢進し、さらに喫煙などの誘発・悪化因子によって、気道粘膜の傷害を起こしています（Part.3 ⑮図 2 p.141 参照）。また、喘息発作を繰り返していることからも気道壁が肥厚する気道リモデリングを生じており、気道狭窄や気流制限が発現していると考えました。気道リモデリングが生じている場合には、常に閉塞性換気障害が存在し、不十分な気道可逆性しか呈しません[1]。気道狭窄が生じると呼出が困難となり、肺の過膨張が生じ残気量が増加するため十分な吸気も行えなくなり、低酸素血症を引き起こします。

喘息発作で低酸素血症を起こしている場合は、酸素療法を速やかに開始します。患者の状態によって目標 SpO_2 に到達できるように酸素流量を調節します。ACO と診断されている場合は、CO_2 ナルコーシスのリスクを考慮して酸素を投与します。しかし、CO_2 ナルコーシスのリスクを考え酸素投与を躊躇することは、低酸素血症を引き起こす可能性もあります。低酸素血症は脳への不可逆的なダメージを与え、生命維持が困難な状況となるため、注意が必要です。看護師には、患者の全身状態のアセスメントから治療の効果と、効果がない場合の急変を予測した対応が求められます。そのため、疾患がどのような経過をたどるかを理解し、患者の状態をアセスメントすることが必要です[1]（Part.3 ⑮表 2 p.144 参照）。気管支喘息発作は重篤な状態では生命の危機的状況となります。呼吸状態の改善がみられない場合は次の治療ステップを考慮して予測した対応を行うことが重要です[1]（Part.3 ⑮表 3 p.144 参照）。

繰り返す喘息発作には患者の特徴や生活背景をとらえる

患者は、仕事のストレスから禁煙ができず、喫煙により喘息発作を繰り返していました。また多忙であることを理由に、外来受診をキャンセルすることもあり、アドヒアランスにも問題があると考えます。喘息発作を繰り返している原因はアドヒアランスが低いこともありますが、患者家族が抱える問題を共に考えていくことが必要であると考えます。本症例のように、喘息の難治化につながる併存疾患を合併していて、喘息だけを治療しても十分にコントロールできない場合もありますが、精神的問題や社会背景など、患者の特徴や背景を捉えて患者教育、医療を提供することが重要です。

フィジカルアセスメントの キモ

❀ 発声異常：上気道閉塞は起こっていないか→緊急度・重症度が高いです。

❀ 呼吸音の異常：呼吸音は喘鳴（wheezes）が聴取されるか、特に呼気性喘鳴があるか確認しましょう。

❀ 呼吸様式の異常：胸鎖乳突筋、斜角筋群などの呼吸補助筋を使用した努力呼吸はあるか確認しましょう。

❀ 不穏、意識レベルの低下：低酸素血症や CO_2 ナルコーシスが原因の可能性があります。

引用・参考文献

1) 日本アレルギー学会 喘息ガイドライン専門部会監修. 喘息予防・管理ガイドライン 2021. 東京, 協和企画, 2021, 247p.
2) 今こそ知りたい 気管支喘息 A to Z 最新トピックスからケーススタディまで. みんなの呼吸器 Respica. 21（4）, 2023, 6-97.
3) 日本救急看護学会『フィジカルアセスメント』編集委員会編集. 救急初療看護に活かすフィジカルアセスメント. 東京, へるす出版, 2018, 175-87.

佐々木 彩

気管支喘息アセスメントチェックシート

ダウンロード

気管支喘息[1]	●気道の慢性炎症を本態とし、変動性を持った気道狭窄による喘鳴、呼吸困難、胸苦しさや咳などの臨床症状で特徴付けられる疾患。
喘息診断の目安[1]	□ 1. 発作性の呼吸困難、喘鳴、胸苦しさ、咳（夜間、早朝に出現しやすい）の反復　　□ 4. 気道炎症の存在　□ 5. アトピー素因　□ 6. 他疾患の除外 □ 2. 変動性・可逆性の気流制限 □ 3. 気道過敏性の亢進 ●上記の 1、2、3、6 が重要です。 ●4 が好酸球性の場合は診断価値が高い。 ●5 の存在は喘息の診断を支持します。
身体所見	□ 喘鳴　　□ 咳嗽　　□ 呼吸困難　　□ 胸苦しさ □ 呼吸補助筋を使用した努力呼吸
聴診所見	□ 笛声音（wheezes） →呼気性喘鳴が特徴的ですが、気道狭窄の程度によっては吸気時にも聴取されます。安静換気で喘鳴や呼気延長が明らかでなくても、強制呼出させると顕著化することがあります。 □ 類鼾音（rhonchi） □ 呼吸音減弱（silent chest）
リスク因子	●個体要因 □ 家族歴および遺伝的要因　　□ 性差　　□ アレルギー素因 □ 早産・低出生体重児　　□ 肥満　　□ 気道過敏性 ●環境要因 □ アレルゲン曝露　　□ 呼吸器感染症　　□ 喫煙 □ 大気汚染（室外、室内）　　□ 鼻炎　　□ 食物
増悪因子	●個体要因 □ 過去の病歴　　□ 現在のコントロール状態 □ 治療薬の不適切な使用、アドヒアランス不良 □ 併存症：鼻炎・副鼻腔炎、食物アレルギー、肥満、月経、妊娠、精神的・社会経済的問題、閉塞性睡眠時無呼吸症候群、胃食道逆流症、COPD □ 運動ならびに過換気 ●環境要因 □ 喫煙　　□ アレルゲン曝露　　□ 気象 □ 大気汚染（室外、室内）　　□ 薬物（NSAIDs、β遮断薬） □ アルコール　　□ ビタミン D 低下　　□ 呼吸器感染症

（佐々木 彩）

⑰ 心不全の病態

＼これだけ❗サマリー／

➡ 心不全とはそもそもどんな病気なのか？

➡ 心不全の分類を知りましょう。

　・心不全では、代償機転が崩れている

　・心不全はステージに分類されている

　・問診での主訴をスケールで評価する

はじめに

　心不全とは、あらゆる心疾患の最終形であり、高齢社会も相まって増加傾向にあります。心不全の原因疾患として、①虚血性心疾患、②心筋症、③弁膜症、④不整脈、⑤高血圧、⑥先天性疾患が挙げられます。

　一般向けにはわかりやすく「心臓が悪いために、息切れやむくみが起こり、だんだん悪くなり、生命を縮める病気である」と定義されています[1]。

心不全は代償機転が崩れている

　心臓は、血液を全身に送り出すポンプの役割を担っています。心臓のポンプ機能は、①前負荷、②後負荷、③心収縮力、④心拍数の4つからなります。これらが心臓のポンプ機能（一回拍出量）を決定しますが、さまざまな原因疾患によってそのポンプ機能が弱った状態になると、代償機転が働きます。前負荷を上昇させて心拍出量を維持しようとしたり、後負荷を上昇させて血圧を維持しようとしたりします。しかし、これらの代償機転が破綻すると、負荷が継続したり予備能力を超えたりして心拍出量を保てなくなるため、血管拡張薬や利尿薬の投与を行い、負荷を軽減させることが必要となります。ポンプ機能が弱っている場合は、一時的に強心薬を使用することもあります。

心不全はステージに分類される

●急性心不全はクリニカルシナリオで分類する

　心不全は症状・身体所見として、うっ血と低灌流によるものが中心となります。急性心不全は、急性非代償性心不全とも呼ばれ、急速に心原性ショック、心肺停止に移行する可能性のある逼迫した状態です。そのため、適切な早期治療介入が予後改善につながる可能性が示されています[2]。収

表1 クリニカルシナリオ分類（文献3より作成）

	CS分類				
分類	CS1	CS2	CS3	CS4	CS5
主病態	肺水腫	全身性浮腫	低還流	急性冠症候群	右心機能不全
収縮期血圧	＞140mmHg	100〜140mmHg	＜140mmHg		
病態生理	・充満圧上昇による急性発症 ・血管性要因が関与 ・全身性浮腫は軽度 ・体液量が正常または低下している場合もある	・慢性の充満圧／静脈圧／肺動脈圧上昇による緩徐な発症 ・臓器障害／腎・肝障害／貧血／低アルブミン血症 ・肺水腫は軽度	・発症様式は急性あるいは緩徐 ・全身性浮腫／肺水腫は軽度 ・低血圧／ショックの有無により2つの病型あり	・急性心不全の症状、徴候 ・トロポニン単独の上昇ではCS4に分類しない	・発症様式は急性あるいは緩徐 ・肺水腫なし ・右室機能障害 ・全身的静脈うっ血徴候

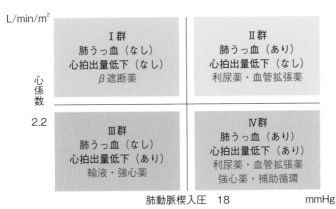

図1 フォレスター分類（文献4より作成）

縮期血圧を参考に早期治療介入をする方法として、クリニカルシナリオ分類があります（表1）[3]。

●心筋梗塞はフォレスター分類で評価する

急性心筋梗塞後の患者における急性心不全の状態を評価する方法として、スワンガンツカテーテルから得られた心拍出量と肺動脈楔入圧によって、4分割するフォレスター分類があります（図1）[4]。

●心不全の状態はNYHA心機能分類で示す

心不全の重症度を身体活動による自覚症状の程度に基づいて評価するものが、NYHA心機能分類です。簡単なリスク層別化にも使用できます。患者の運動耐容能がどの程度であるかを評価します（表2）[5]。

表2 NYHA 心機能分類（文献5より作成）

分類	症状	具体的な症状
I	心疾患はあるが身体活動に制限はない 日常的な身体活動では著しい疲労、動悸、呼吸困難あるいは狭心痛を生じない	階段、坂道で早歩きなどをしても息が切れない
II	軽度ないし中等度の身体活動の制限がある 安静時には無症状 日常的な身体活動で疲労、動悸、呼吸困難あるいは狭心痛を生じる	階段、坂道で早歩きなどをすると息が切れる
III	高度な身体活動の制限がある 安静時には無症状 日常的な身体活動以下で疲労、動悸、呼吸困難あるいは狭心痛を生じる	平地歩行で息が切れる
IV	心疾患のため、いかなる身体活動も制限される 心不全症状や狭心痛が安静時にも存在する わずかな労作でこれらの症状は増悪する	常に息切れがある 呼吸困難、起坐呼吸

見てわかる 👀
心不全悪化を見落とさないためのポイント

心不全悪化を見落とさないためのポイント

注意！

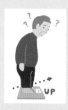

緩徐な体重増加
（症状なし）

要注意！

急激な体重増加
（+2kg 以上 /1 週間以内）、
息切れ、むくみ

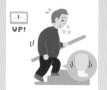

危険！

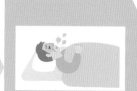

安静時でも
息苦しい

体重増加	・体重測定→家で毎日行おう 　医師と適正体重を確認し、注意すべき体重増加をわかりやすく提示する
むくみ	・足の甲、もしくはすねを指で5〜10秒間押さえる→指の跡が残るようならむくみがある
息切れ	・今まで大丈夫であった距離でも歩くと息切れが生じる ・横になると息苦しいが座ると楽になる ・何もしていないのに息苦しい

（文献6を参考に作成）

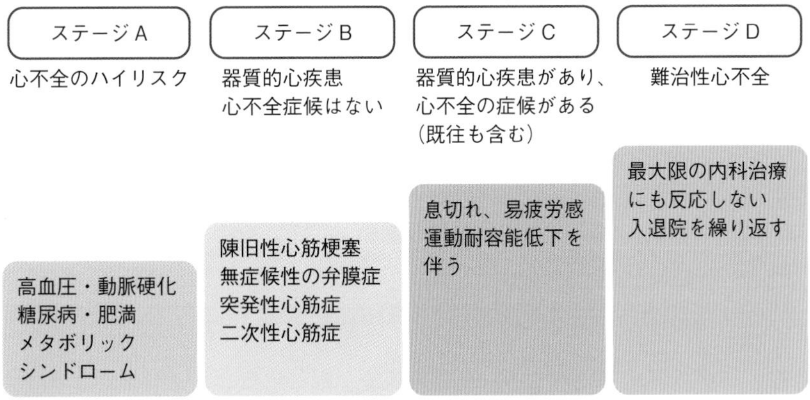

ステージA	ステージB	ステージC	ステージD
心不全のハイリスク	器質的心疾患 心不全症候はない	器質的心疾患があり、 心不全の症候がある （既往も含む）	難治性心不全
高血圧・動脈硬化 糖尿病・肥満 メタボリック シンドローム	陳旧性心筋梗塞 無症候性の弁膜症 突発性心筋症 二次性心筋症	息切れ、易疲労感 運動耐容能低下を 伴う	最大限の内科治療 にも反応しない 入退院を繰り返す

図2 ACCF/AHA 心不全ステージ分類（文献5より作成）

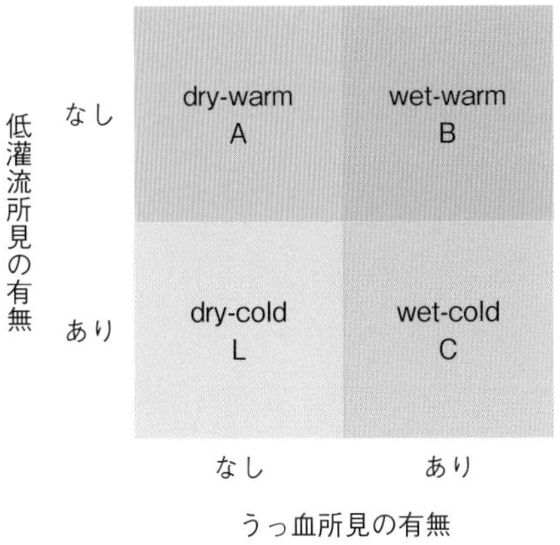

	うっ血所見の有無：なし	うっ血所見の有無：あり
低灌流所見の有無：なし	dry-warm A	wet-warm B
低灌流所見の有無：あり	dry-cold L	wet-cold C

図3 Nohria-Stevenson 分類
（文献7より作成）

●ACCF/AHA 心不全ステージ分類

　ACCF/AHA 心不全ステージ分類は、心不全悪化（見てわかる：心不全悪化を見落とさないためのポイント）[6]の流れの中で、現在がどの位置に当たるかを示します。心不全の症状が出現するステージCから介入するのではなく、予防の段階のステージAや無症状であるステージBからの早期治療介入が大切です。ステージDでは補助人工心臓や心臓移植などを含む特別な治療、もしくは終末期ケアが必要となります（図2）[5]。

●重症心不全では Nohria-Stevenson 分類を用いて評価する

　うっ血所見を指標から、あり「wet」、なし「dry」、臓器低灌流の指標から、あり「cold」、なし「warm」の4群に分類します（図3）[7]。

　薬剤による心不全治療の効果判定や症状の変化を、経時的にスケールに当てはめて評価することで、心不全の代償機転が働いているかどうか判断することができます。

フィジカルアセスメントの キモ

❀ うっ血の評価を問診・身体所見でとらえましょう。

❀ 急性心不全では収縮期血圧に注目しましょう。

❀ 経皮的動脈血酸素飽和度（SpO₂）と呼吸パターンの変化をとらえましょう。

問診での主観的な訴えをスケールで評価する

　息切れや呼吸困難感を訴えている場合、自覚症状や主訴は重要なポイントとなります。さらに主観的情報だけでなく客観的情報と合わせるために、訴えがどの程度なのか、重症度が一目見て評価できるスケールを用いることで一貫性のある情報が得ることができます。

収縮期血圧に注目

　急性心不全は、左室拡張末期圧や左房圧の上昇に伴う肺うっ血が主体の病態です。静脈の過剰な収縮により後負荷の増大が起こり、血液が戻ってきても押し出すことができず肺水腫を生じます。よって、収縮期血圧が高いことに注目することがポイントです。収縮期血圧が高値ということはafterload mismatch にて急性心不全を起こすことがあります。交感神経が興奮している状況下では、脈拍や血圧は高くなります。なお注意しておきたいことは、基準値から逸脱しているからとって生命の危機的状況とは言えない場合もあるということです。総合的にアセスメントすることが大切です。

　脈拍の触れによって心拍出量や発熱や貧血、低酸素状態では心拍数が増加します。また一定のリズムで脈が触れる場合は心臓の収縮と拡張が規則的に正しく行われているということであり、心拍出量の変動はみられないということです。そのため脈の大小と循環不全の徴候を確認して、循環が維持されているか確認する必要があります。

SpO₂ と呼吸パターンの変化

●呼吸回数で変化をとらえる！

　急変の前駆症状として最初にみられる症状は "呼吸数の増加" と言われていますが（呼吸数の正常は 12〜20 回 /min）呼吸数の増加は呼吸自体に問題があるというだけではありません。そのため呼吸以外に問題がないかも考えていく必要があります。頻呼吸や呼吸パターンの異常は、呼吸仕事量が増大している状態です。適切なタイミングでの酸素投与など呼吸療法を開始するために評価が重要です。

●努力呼吸の有無をみる！

呼吸に関して苦痛を伴う症状として呼吸困難感があります。通常はほとんど横隔膜の動きによって呼吸をしていますが、通常の呼吸だけでは必要な気量を得られないため、呼吸補助筋を使って呼吸することを努力呼吸と言い、呼吸困難の徴候の一つです。努力呼吸は呼吸筋だけでは換気が不十分なために起こります。

●呼吸パターンの変調をとらえる

呼吸状態の観察に加えて、パルスオキシメーターによる酸素飽和度の確認も必要です。SpO_2の正常値は98％以上ですが、酸素飽和度に関しては、酸素解離曲線を理解することが大切です。呼吸数や深さ、パターンの変調は呼吸器疾患だけでなく、脳疾患や心臓疾患などさまざまな疾患で起こり得ます。SpO_2は低酸素血症の早期発見や酸素療法の管理にとっても重要であり、また全身状態の重症度を予測する因子となるのでとても重要です。

右心不全と左心不全の症状・身体所見を知っておく

左心室から全身へ血液が送られ、右心室から肺へ血液が送られます。

ピンク色の泡沫状痰は、急性心不全で起こる肺水腫の状態です。呼吸困難の訴えがあり、体動が多くなります。バイタルサインを評価し速やかな治療開始が求められます。

臨床では、左心不全が発端で徐々に右心不全を合併する混在した状態になることが大半です。右心不全の症状が強く出るようになった左心不全は、収縮期血圧が低く、血管拡張薬の効果が認められなくなり、強心薬が必要となります。また重症心不全において右心不全の合併は予後規定因子であることも示唆されます。

引用・参考文献

1) 日本循環器学会／日本心不全学会合同ガイドライン. 急性・慢性心不全診療ガイドライン（2017年改訂版）. 2018. http://www.j-circ.or.jp/guideline/pdf/JCS2017_tsutsui_h.pdf ［2023. 10. 10］
2) 佐藤幸人. "心不全を知ろう！". 急性期～慢性期ずっと看るための心不全 完全ガイド. ハートナーシング 2020年秋季増刊, 佐藤直樹編著. 2020, 10-42.
3) Mebazaa, A. et al. Practical recommendations for prehospital and early in-hospital management of patients presenting with acute heart failure syndromes. Crit Care Med. 36 (1 Suppl), 2008, S129-39.
4) Forrester, JS. et al. Medical therapy of acute myocardial infarction by application of hemodynamic subsets (second of two parts). N Engl J Med. 295 (25), 1976, 1404-13.
5) Criteria Committee of the New York Heart Association. Diseases of the Heart and Blood Vessels：Nomenclature and Criteria for diagnosis. 6th ed. Little, Brown and Co., 1964, 112-3.
6) 鳥取県西部医師会 心不全地域連携パス委員会監修. 地域連携心不全 Q & A：介護施設・事業所用. 2023年改訂版. 2023. https://www.seibu.tottori.med.or.jp/isikai/path/data/heart_QandA_shisetsu_staff2023_4.pdf ［2023. 10. 10］
7) Nohria, A. et al. Clinical assessment identifies hemodynamic profiles that predict outcomes in patients admitted with heart failure. J Am Coll Cardiol. 41 (10), 2003, 1797-804.

松元友依

⑱ 心不全のアセスメント & ケア

ケース紹介

- 70 代、男性。身長 163cm、体重 50.7kg、BMI 19.1kg/m²。
- 既往歴：6 年前に急性膵炎を罹患し、現在は完治している。
- 生活・社会歴：20 本 /day の喫煙を 54 年間続けていたが、5 年前から禁煙している。飲酒はしない。
- 現病歴・経過：前日より胸部違和感を自覚し、救急搬送された。非 ST 上昇型心筋梗塞（NSTEMI）の診断で、緊急心臓カテーテル検査を行った。左冠動脈前下行枝 # 7 は 99% 狭窄であり、# 10 は完全閉塞だった。また、左冠動脈回旋枝 # 13 に 75% 狭窄を認め、右冠動脈 # 1 に 90% の狭窄を認めた。大動脈内バルーンパンピング（intra-aortic balloon pumping；IABP）を挿入し、責任病変である左冠動脈前下行枝 # 7、# 10 へ経皮的冠動脈形成術（percutaneous coronary intervention；PCI）を行った。手術後、心筋梗塞による心不全を併発していたため ICU へ入室した。

  ICU 入室時のバイタルサインは GCS E4・V5・M6、JCS I-1、体温 36.5℃、脈拍 87 回 /min（整）、呼吸数 26 回 /min、非観血的血圧 124/73mmHg、観血的動脈圧 117/43mmHg（シグマート® 0.65μg/kg/min）、SpO₂ 95%（リザーバーマスク、酸素 10L）だった。また、頸静脈怒張なく、浅表性呼吸で呼吸困難感があり、両肺野で水泡音を聴取した。末梢に冷感はあったが、皮膚の湿潤は認めなかった。同日に非侵襲的陽圧換気（NPPV）を導入し呼吸管理を行い、循環、呼吸動態が安定したため、翌日に IABP を離脱しました。

- IABP 離脱時現症：GCS E4・V5・M6、JCS 0、体温 36.8℃、脈拍 84 回 /min（整）、呼吸数 26 回 /min、非観血的血圧 117/79mmHg、観血的動脈圧 149/77mmHg（ニトログリセリン 0.65μg/kg/min 投与下）、SpO₂ 96%（NPPV/ CPAP モード、EPAP 6cmH₂O、酸素 6L）、1 日尿量は 2,100mL を認める。眼瞼結膜に蒼白はない。頸部腫瘤は触知しない。頸静脈怒張はない。前胸部に疼痛、圧痛はない。放散痛、悪心・嘔吐はない。浅表性呼吸、左肺野優位に水泡音を聴取する。心尖部を最強点とする全収縮期雑音（Levine 分類Ⅲ / Ⅵ）を聴取する。腹部は平坦・軟で腸音に異常はなく、圧痛はない。肝・脾は触知しない。両下腿に浮腫はない。末梢に冷感・湿潤はない。神経学的異常はない。

- IABP 離脱日の検査所見：

  血液所見 白血球 9,400/μL、赤血球 346 万 /μL、Hb 11.6 g/dL、血小板 12.8 万 /μL、D ダイマー 3.10μg/mL 以下

  血液生化学所見 Alb 2.7 g/dL、BUN 41.3 mg/dL、Cr 1.42 mg/dL、Na 145 mmol/L、Cl 109 mEq/L、K 3.5 mEq/L、T-Bil 1.1 mg/dL、AST 192 U/L、ALT 48 U/L、LDH 1,127 U/L、CK 1,648 U/L、CK-MB 43.0 IU/L

免疫血清学所見 CRP 10.3 mg/dL

動脈血液ガス分析 pH 7.43、$PaCO_2$ 28 mmHg、PaO_2 91 mmHg、HCO_3^- 19.5 mmol/L、乳酸 0.9 mmol/L

心電図 正常洞調律であるが、胸部誘導で V2 から V4 で陰性 T 波を認める。

胸部 X 線 左第4弓の拡大、肺血管陰影の増強を認める（図）。

心エコー検査 前壁中隔の中央部から心尖部にかけて壁運動低下を認める。収縮能は目視下で 30％程度である。また、最重症の機能性僧帽弁閉鎖不全症を認める。

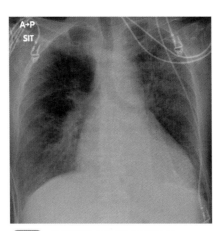

図1 入室翌日の胸部 X 線写真

どうアセスメントするか：循環について

　IABP 離脱時の循環に関する身体所見のアセスメントは、以下の通りです。

①末梢に冷感・湿潤はない。

②悪心・嘔吐はない。

③心尖部を最強点とする全収縮期雑音（Levine 分類 Ⅲ / Ⅵ）を聴取する。

④左肺野優位に水泡音を聴取する。

⑤頸静脈怒張はない。

⑥両下腿に浮腫はない。

　IABP 離脱後に注意すべきことは、後負荷軽減や拡張期冠血流の増加といった効能が得られなくなり、循環動態が不安定になることです。本症例では、①、②より、循環不全をきたしていないと判断しました。特に①については実臨床で有用である Nohria-Stevenson 分類で dry-warm（Profile A）に該当します。血圧に関しても降圧薬を投与する猶予があり、脈拍が安定している点や IABP 離脱前後の尿量が変わらない点もこれを支持する所見と考えます。

また、本症例では③や④を認めており、前負荷や圧負荷に伴い容易に左心不全が増悪すると想起できます。幸いにも⑤や⑥より、右心不全徴候はないことが推察されます。

●身体所見のアセスメントのまとめと、それを支持する検査所見（根拠）
●循環不全をきたしていない
血行動態が不安定となり、IABP挿入かつ造影剤を使用しPCIを施行した急性心筋梗塞の症例であることから、肝機能や腎機能で循環動態を判断することは困難だと思います。しかしながら、動脈血液ガス分析でpHや乳酸値を確認することで迅速に血行動態の把握が可能となります。実際にpH、乳酸値ともに正常範囲内であり、循環動態は比較的安定していると思われます。
●右心不全ではなく、左心不全が主体である
胸部X線写真で左第4号の拡大を認め、左室拡大が示唆されます。心エコー検査でも左室駆出率は低下していました。それに伴う最重症の機能性僧帽弁閉鎖不全症が、肺血管陰影の増強を引き起こしたと考えられます。両側胸水貯留はなく、三尖弁閉鎖不全症も出現していないことから、明らかな右心不全はなく、左心不全が病態の主座と考えます。IABP挿入に伴う炎症反応の上昇を認めており、今後間質への体液貯留が出現する可能性があり、両心不全への進展との鑑別も必要になるかもしれません。

●アセスメントから実践へ
・最重症の機能性僧帽弁閉鎖不全症のコントロールに重点を置きました。
・前負荷、後負荷軽減を目的に硝酸薬やNPPVの使用を継続しました。

硝酸薬は一酸化窒素を介して血管平滑筋細胞内のグアニル酸シクラーゼを刺激し、低用量では静脈系容量血管を、高用量では動脈系抵抗血管も拡張し、前負荷軽減効果（肺毛細管圧低下）および後負荷軽減効果（末梢血管抵抗低下に伴う心拍出量の軽度上昇）を発現します。

また、NPPVは生理的に陰圧である胸腔内を陽圧化することにより、静脈還流を減少させるため、前負荷、後負荷を軽減し、機能性僧帽弁逆流の軽減も期待されます。

本症例は低左心機能であるため、治療経過で交感神経興奮の抑制やIABP挿入による炎症に伴う末梢血管抵抗低下などを契機とする血圧の急激な低下が起こる可能性があります。また、廃用症候群予防のため段階的にリハビリテーションを施行する必要性もあります。よって、IABP離脱時の身体所見がどのように変化しているのかという点に十分に注意を払いつつ、循環動態の悪化や両心不全への進展の有無を観察しました。

●評価
幸いにも循環動態の増悪には至らず、IABPの再挿入やカテコラミン投与は不要でした。β受容体遮断薬、ミネラルコルチコイド受容体拮抗薬の導入も影響がありますが、徐々に血圧は低下していき、硝酸薬の投与は中止となりました。また、胸水貯留が出現しましたが、右心不全徴候を示唆

する身体所見はなく、心臓超音波検査で三尖弁閉鎖不全症がないことより、炎症反応上昇に伴う間質への体液貯留であると考えました。すでに IABP を離脱しており、炎症反応の改善とともに胸水貯留も消失すると考えられますが、NPPV を使用している呼吸状態も考慮し、利尿薬が開始されました。

　アセスメントから実践をする過程で次に起こり得ることを想定しながら看護をすることが活きた症例となりました。

どうアセスメントするか：呼吸について

　IABP 離脱時の呼吸に関する身体所見のアセスメントは、以下の通りです。

①呼吸数 26 回 /min、浅表性呼吸。

②経皮的動脈血酸素飽和度（SpO₂）（非侵襲的陽圧換気〔NPPV〕/ 持続気道陽圧〔CPAP〕モード、呼気圧〔EPAP〕6cmH₂O、酸素 6L）96%。

③左肺野優位に水泡音を聴取する。

　急性心筋梗塞後の浅い頻呼吸を認めており、水泡音を聴取することから心原性肺水腫が考えられます。ICU 入室時は SpO₂（リザーバーマスク、酸素 10L）95% であり、酸素需要は改善されていますが、以前として頻呼吸は改善されておらず、酸素濃度や NPPV のモードの変更が必要か否かを検討する必要性があると思われます。

●身体所見のアセスメントのまとめと、それを支持する検査所見（根拠）
●心原性肺水腫をきたしており、呼吸状態は不安定である

　胸部 X 線写真で肺血管陰影の増強を認めており、肺水腫に相違ない所見です。また、動脈血液ガス分析で動脈血二酸化炭素分圧（PaCO₂）は少なく、頻呼吸ではあるものの呼吸不全の増悪は認めません。

●アセスメントから実践へ

・NPPV の特性と機能的残気量が増加するポジショニングを選択し、呼吸状態の改善を図りました。

　心原性肺水腫では肺動脈圧や毛細血管圧が上昇し、肺胞への水分漏出をきたします。重症例ではピンク色の泡沫状痰を呈するようになりますが、本症例では認めていません。また肺間質の浮腫、肺コンプライアンスの低下、気道抵抗増加をきたし、拡散障害や換気血流比不均衡が悪化します。NPPV で呼気終末陽圧（PEEP）を加えることにより、毛細血管からの水分漏出を軽減し、無気肺や虚脱肺胞の再拡張、肺コンプライアンスや気道抵抗の改善、呼吸筋の仕事量の軽減を期待します。呼吸数や呼吸様式、酸素需要、動脈血液ガス分析で PaCO₂ の増加が認められた際には、CPAP モードから S/T モードへの変更を考慮する必要性があります。

安静臥床では体位変換に制限がかかり、**機能的残気量の低下や無気肺**などが起こり得ます。臥床よりも機能的残気量が増加する座位（端座位も含む）のポジショニングを心掛け、呼吸状態の改善を図りました。

●評価

　本症例では CPAP モードで呼吸状態は改善されました。しかしながら、呼吸不全の増悪に対して、モードを変更することや人工呼吸管理へ移行することを常に備えていないといけません。機能性僧帽弁閉鎖不全症が悪化した際には心原性肺水腫も増悪し、**泡沫状痰**が出現することが想起されます。その際には、動脈血液ガス分析で人工呼吸管理の適応までは及んでいなくとも、誤嚥のリスクも考慮し人工呼吸管理が必要となることもあります。ベッドサイドで患者の身体所見を丁寧に把握することで、適切なタイミングで適当な治療が可能になると思います。

フィジカルアセスメントの キモ

- ❀ モニタリングの数値を過信しすぎないようにしましょう。
- ❀ 「視る」「聴く」「触る」などの五感を活用しましょう。
- ❀ 「患者の訴え」を第一に聞きましょう。

引用・参考文献

1) 日本循環器学会／日本心不全学会合同ガイドライン. 急性・慢性心不全診療ガイドライン（2017年改訂版）. 2018. http://www.j-circ.or.jp/guideline/pdf/JCS2017_tsutsui_h.pdf ［2023. 10. 10］
2) 日本呼吸器学会 NPPV ガイドライン作成委員会編. NPPV（非侵襲的陽圧換気療法）ガイドライン. 改訂第2版. 東京, 日本呼吸器学会, 2015, 157p.

中野秀作

左心不全アセスメントチェックシート

発症の様子	☐ 夜間咳嗽　☐ 息切れ　☐ 呼吸困難感 ☐ 頻脈　☐ 起坐呼吸
進行具合	● 心不全とそのリスクの進展ステージ ☐ ステージ A　☐ ステージ B ☐ ステージ C　☐ ステージ D ● Nohria-Stevenson 分類 ☐ dry-warm：A　☐ wet-warm：B ☐ dry-cold：L　☐ wet-cold：C
性状（具体 的な内容）	☐ 水泡音　☐ 喘鳴　☐ 泡沫状痰
部位（異常が ある部位は どこか）	☐ 心筋の異常による心不全 ☐ 血行動態異常による心不全 ☐ 不整脈による心不全
増悪・改善 因子 （どうすると 悪く、良くな るのか）	● 増悪因子 ☐ 高血圧　☐ 体液量増加　☐ 尿量低下 ☐ 心負荷増大 ● 改善因子 ☐ 体液量低下　☐ 心負荷軽減
随伴症状 （副次的な 症状）	☐ 労作時の息切れ　☐ 動悸　☐ 易疲労感 ☐ 夜間発作性呼吸困難　☐ 起坐呼吸 ☐ 安静時息切れ　☐ 冷汗　☐ 四肢冷感 ☐ チアノーゼ　☐ 低血圧　☐ 乏尿 ☐ 体重増加　☐ 身の置き場がない様相　☐ 不穏

（中野秀作）

右心不全アセスメントチェックシート

発症の様子	☐ 肝腫大　☐ 肝胆道系酵素の上昇　☐ 頸静脈怒張
進行具合	● 心不全とそのリスクの進展ステージ ☐ ステージ A　☐ ステージ B ☐ ステージ C　☐ ステージ D ● Nohria-Stevenson 分類 ☐ dry-warm：A　☐ wet-warm：B ☐ dry-cold：L　☐ wet-cold：C
性状（具体的な内容）	☐ 水泡音　☐ 喘鳴　☐ 泡沫状痰　☐ 不穏
部位（異常がある部位はどこか）	☐ 心筋の異常による心不全 ☐ 血行動態異常による心不全 ☐ 不整脈による心不全
増悪・改善因子（どうすると悪く、良くなるのか）	● 増悪因子 ☐ 高血圧　☐ 体液量増加　☐ 尿量低下 ☐ 心負荷増大　☐ 低栄養 ● 改善因子 ☐ 体液量低下　☐ 心負荷軽減
随伴症状（副次的な症状）	☐ 右季肋部痛　☐ 食欲不振　☐ 腹部膨満感 ☐ 頸静脈怒張　☐ 下腿浮腫　☐ 体重増加

（中野秀作）